PLAN DE DIETA PARA RESTABLECER LA TIROIDES

Plan de alimentación sencillo y recetas paleo curativas para el hipotiroidismo y AIP de Hashimoto

Melissa Hayes

CONTENIDO

INTRODUCCIÓN

Conoce a Amanda, una mujer vibrante y decidida que siempre había vivido la vida a todo gas. Sus días eran un torbellino de reuniones, plazos y reuniones sociales, impulsados por un pozo de energía aparentemente interminable. Pero debajo de su alegre exterior se escondía una lucha silenciosa que amenazaba con descarrilar su bulliciosa vida.

Durante meses, Amanda había estado lidiando con una fatiga inexplicable, un aumento de peso y una sensación general de malestar que ensombrecía su otrora vibrante existencia. Al principio, lo atribuyó a las exigencias de su trabajo de alta presión y al estrés inevitable de la vida diaria. Sin embargo, a medida que los síntomas persistían y sus niveles de energía caían en picado, Amanda supo que algo más profundo estaba en juego.

Después de innumerables citas médicas y una serie de pruebas, Amanda recibió un diagnóstico que cambió su vida: hipotiroidismo, una condición en la que su glándula tiroides no producía suficientes hormonas cruciales que su cuerpo necesitaba para funcionar de manera óptima. Su mundo pareció ralentizarse aún más mientras lidiaba con la realidad de una enfermedad crónica.

Desesperada por encontrar una solución, Amanda se lanzó de cabeza a la investigación, decidida a recuperar la vitalidad y el entusiasmo por la vida perdidos. Se topó con el plan de dieta para restablecer la tiroides y su promesa de una salud renovada de la tiroides. Con la esperanza parpadeando en su corazón, decidió embarcarse en este viaje culinario hacia un mayor bienestar.

Mientras profundizaba en las páginas del "Plan de dieta para restablecer la tiroides", Amanda descubrió un tesoro de recetas diseñadas para nutrir su cuerpo y rejuvenecer su enferma glándula tiroides. El libro de cocina no era sólo una colección de recetas, sino un salvavidas para renovar energía y vitalidad.

Amanda comenzó su aventura de Thyroid Reset Diet con entusiasmo, preparando deliciosos batidos repletos de nutrientes que apoyan la tiroides, saboreando sopas y guisos nutritivos y saboreando platos a base de plantas que satisfacían su paladar y su salud. Con cada comida, casi podía sentir cómo su glándula tiroides le agradecía, acercándose poco a poco a la normalidad.

Las semanas se convirtieron en meses y la transformación de Amanda fue nada menos que notable. Sus niveles de energía aumentaron y el peso extra que se había aferrado a ella comenzó a desvanecerse. Su radiante sonrisa regresó, más brillante que nunca. Ya no era una espectadora de su propia vida sino una participante activa, saboreando cada momento con renovado vigor.

El viaje de Amanda con el Plan de dieta para restablecer la tiroides no solo había reavivado su entusiasmo por la vida, sino que también le había inculcado un profundo aprecio por el poder de la nutrición en la curación. Su historia sirve como testimonio del potencial transformador de una dieta bien equilibrada y respetuosa con la tiroides y del profundo impacto que puede tener en la vida.

Únase a Amanda en su viaje a través de las páginas de este libro de cocina mientras descubre las recetas y estrategias que la ayudaron a restablecer su tiroides y recuperar la vida vibrante que pensó que había perdido para siempre. Es una historia de resiliencia, esperanza y la extraordinaria capacidad del cuerpo humano para sanar cuando se le proporciona la nutrición adecuada.

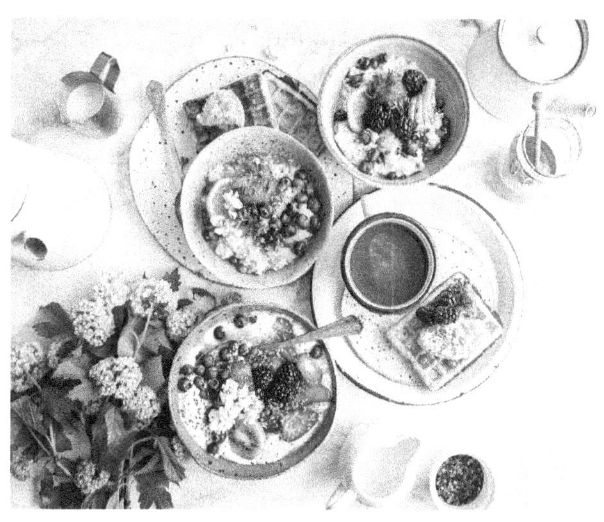

INTRODUCCIÓN AL PLAN DE DIETA PARA RESTABLECER LA TIROIDES

La Dieta de Restablecimiento de la Tiroides es un enfoque dietético diseñado para apoyar y optimizar la función de la glándula tiroides. Se centra en promover la salud de la tiroides enfatizando el consumo de alimentos ricos en nutrientes esenciales como yodo, selenio, zinc, antioxidantes, ácidos grasos omega-3 y fibra, mientras minimiza la ingesta de alimentos bociógenos, alimentos procesados, azúcares y carbohidratos refinados.

Esta dieta tiene como objetivo mejorar la función tiroidea y abordar los trastornos comunes de la tiroides, como el hipotiroidismo y el hipertiroidismo. Al seguir la Dieta de restablecimiento de la tiroides, las personas pueden mejorar potencialmente su metabolismo, sus niveles de energía y su bienestar general al nutrir y apoyar su glándula tiroides con los nutrientes adecuados.

La importancia de la salud de la tiroides.

La salud de la tiroides es de vital importancia para el bienestar general y el funcionamiento adecuado del cuerpo. La glándula tiroides, un pequeño órgano con forma de mariposa situado en el cuello, desempeña un papel central en la regulación de numerosas funciones corporales esenciales. A continuación se presentan algunas razones clave por las que la salud de la tiroides es tan importante:

Regulación del metabolismo: La glándula tiroides produce hormonas tiroideas, principalmente tiroxina (T4) y triyodotironina (T3). Estas hormonas son responsables de controlar el metabolismo del cuerpo. Ayudan a determinar la rapidez con la que el cuerpo convierte los alimentos en energía, controlan la velocidad a la que quemas calorías e influyen en el mantenimiento de un peso corporal saludable. Cuando la tiroides no funciona correctamente, puede provocar desequilibrios metabólicos, que a menudo resultan en aumento o pérdida de peso.

Niveles de energía: Las hormonas tiroideas también desempeñan un papel crucial en la producción de energía. Cuando la función tiroidea es óptima, normalmente tienes niveles de energía constantes durante todo el día. Una tiroides poco activa (hipotiroidismo) puede provocar fatiga, lentitud y falta de motivación, mientras que una tiroides hiperactiva (hipertiroidismo) puede provocar inquietud y ansiedad.

Regulación de la temperatura corporal: Las hormonas tiroideas ayudan a regular la temperatura corporal. Una tiroides poco activa puede provocar sensación de frío, mientras que una tiroides hiperactiva puede provocar sudoración excesiva e intolerancia al calor.

La salud del corazón: Las hormonas tiroideas influyen en la frecuencia y el ritmo cardíacos. Un desequilibrio en la función tiroidea puede provocar problemas cardíacos, como latidos cardíacos irregulares (arritmia), presión arterial alta o un mayor riesgo de enfermedad cardíaca.

Función digestiva: Las hormonas tiroideas afectan el sistema digestivo, incluida la velocidad a la que los alimentos se mueven a través del tracto digestivo. Los problemas digestivos, como el estreñimiento o la diarrea, pueden ser el resultado de una disfunción tiroidea.

Función del cerebro: La función tiroidea adecuada es crucial para mantener la claridad mental y la función cognitiva. Una tiroides poco activa puede provocar confusión mental, problemas de memoria y depresión, mientras que una tiroides hiperactiva puede provocar ansiedad y dificultad para concentrarse.

Salud reproductiva: Las hormonas tiroideas son esenciales para la función reproductiva normal tanto en hombres como en mujeres. Los trastornos de la tiroides pueden provocar problemas de fertilidad, ciclos menstruales irregulares y complicaciones durante el embarazo.

La salud ósea: Las hormonas tiroideas ayudan a mantener huesos sanos al regular el recambio óseo. Un desequilibrio puede provocar una disminución de la densidad ósea y un mayor riesgo de osteoporosis.

Cabello, piel y uñas: La salud de la tiroides puede afectar la salud del cabello, la piel y las uñas. La disfunción tiroidea puede provocar caída del cabello, piel seca y uñas quebradizas.

Función inmune: Las hormonas tiroideas pueden influir en la respuesta del sistema inmunológico a infecciones y enfermedades. Una tiroides debilitada puede hacer que al cuerpo le resulte más difícil combatir las infecciones.

En resumen, la salud de la tiroides es vital para el correcto funcionamiento de casi todos los sistemas del cuerpo. Cuando la tiroides no funciona de manera óptima, puede provocar una amplia gama de problemas de salud que afectan su energía, estado de ánimo, peso, salud cardíaca y más. Los chequeos regulares con un proveedor de atención médica y una dieta equilibrada pueden ayudar a respaldar y mantener la salud de la tiroides. Si sospecha problemas de tiroides, es fundamental buscar atención médica para un diagnóstico y tratamiento adecuados.

¿Cómo puede el libro de cocina apoyar la salud de la tiroides?

Este libro de cocina está diseñado para apoyar la salud de la tiroides y desempeña un papel valioso para ayudar a las personas con problemas relacionados con la tiroides a mantener una dieta equilibrada y nutritiva. Así es como este libro de cocina ayuda a mejorar la salud de la tiroides:

*Recetas aptas para la tiroides: El libro de cocina proporciona una colección de recetas diseñadas específicamente para incluir ingredientes que apoyan la función tiroidea. Estas recetas incorporan alimentos ricos en nutrientes esenciales como yodo, selenio, zinc, antioxidantes y ácidos grasos omega-3, que son cruciales para la salud de la tiroides.

*Ingesta equilibrada de nutrientes: el libro de cocina garantiza que los lectores obtengan una ingesta equilibrada de nutrientes necesarios para la función tiroidea óptima. Puede ayudar a las personas a evitar desequilibrios dietéticos que puedan contribuir a los trastornos de la tiroides.

*Recetas ricas en yodo y selenio: El yodo y el selenio son dos minerales esenciales para la salud de la tiroides. Este libro de cocina incluye recetas con ingredientes ricos en yodo, como mariscos y algas, o alimentos ricos en selenio, como nueces de Brasil y carnes magras. Estas recetas pueden ayudar a las personas a satisfacer sus necesidades diarias de estos minerales.

***Conciencia alimentaria bociógenas**: Algunos alimentos contienen bociógenos, que pueden interferir con la función tiroidea cuando se consumen en exceso. Este libro de cocina educa a los lectores sobre los alimentos bociógenos y brinda orientación sobre su preparación y consumo adecuados.

***Ingredientes antiinflamatorios:** La inflamación crónica puede afectar negativamente la salud de la tiroides. Este libro de cocina enfatiza recetas que incluyen ingredientes antiinflamatorios como cúrcuma, jengibre y pescado rico en omega-3 para ayudar a reducir la inflamación.

***Recetas bajas en azúcar y con alimentos integrales**: Una dieta rica en azúcares refinados y alimentos procesados puede provocar resistencia a la insulina, lo que puede afectar la función tiroidea. Este libro de cocina promueve recetas bajas en azúcar y fomenta el consumo de alimentos integrales y no procesados.

***Planificación de comidas y control de porciones:** Este libro ofrece consejos para la planificación de comidas y pautas de control de porciones para ayudar a los lectores a controlar su ingesta de calorías y mantener un peso corporal saludable, lo cual es esencial para la salud de la tiroides.

***Variedad y creatividad**: La variedad es clave para una dieta equilibrada. El libro proporciona una amplia gama de recetas, lo que garantiza que las personas con problemas de tiroides no se aburran con sus comidas y sean más propensas a seguir una dieta adecuada para la tiroides.

***Educación y Concientización**: Más allá de las recetas, este libro de cocina proporciona contenido educativo sobre la salud de la tiroides, los trastornos comunes de la tiroides y los factores del estilo de vida que afectan la función tiroidea. Esta información permite a los lectores tomar decisiones dietéticas informadas.

***Planes de comidas y listas de compras**: incluye ejemplos de planes de alimentación y listas de compras adaptadas a la salud de la tiroides, lo que facilita que las personas sigan una dieta adecuada para la tiroides.

***Comunidad de apoyo**: Fomenta la formación de una comunidad de apoyo de personas interesadas en la salud de la tiroides. Puede incluir testimonios, historias de éxito y consejos de otras personas que han mejorado la salud de su tiroides mediante la dieta.

Breve descripción de la tiroides y su papel en el metabolismo.

La glándula tiroides es un órgano pequeño con forma de mariposa ubicado en la base del cuello, justo debajo de la nuez de Adán. A pesar de su tamaño relativamente pequeño, la tiroides juega un papel crucial en la regulación del metabolismo, que es el conjunto de procesos químicos que ocurren dentro del cuerpo para mantener la vida.

Aquí hay una breve descripción del papel de la tiroides en el metabolismo:

***Producción de hormonas:** La función principal de la glándula tiroides es producir hormonas tiroideas, concretamente tiroxina (T4) y triyodotironina (T3). Estas hormonas se secretan en el torrente sanguíneo y tienen un profundo impacto en diversos procesos fisiológicos en todo el cuerpo.

***Regulación del metabolismo**: Las hormonas tiroideas actúan como mensajeras que controlan el metabolismo del cuerpo. Ayudan a determinar con qué rapidez el cuerpo convierte los alimentos (calorías) en energía y con qué eficiencia utiliza esa energía. En esencia, las hormonas tiroideas establecen la tasa metabólica del cuerpo.

***Quema de calorías:** Las hormonas tiroideas desempeñan un papel central al influir en la velocidad a la que el cuerpo quema calorías. Cuando los niveles de hormona tiroidea son óptimos, la tasa metabólica generalmente se encuentra dentro de un rango saludable, lo que permite una utilización eficiente de las calorías.

***Regulación de la temperatura**: Las hormonas tiroideas también ayudan a regular la temperatura corporal. Influyen en cómo el cuerpo genera y disipa el calor. Una tiroides poco activa puede provocar sensación de frío, mientras que una tiroides hiperactiva puede provocar intolerancia al calor.

***Producción de energía**: La tiroides garantiza que las células tengan un suministro energético adecuado. Al controlar la tasa metabólica, se garantiza que haya suficiente energía disponible para respaldar las funciones corporales, incluida la actividad física y la función de los órganos.

***Procesos digestivos**: Las hormonas tiroideas influyen en el sistema digestivo, incluida la velocidad a la que los alimentos se mueven a través del tracto digestivo. Esto puede afectar la eficiencia de la absorción y digestión de nutrientes.

***Frecuencia cardíaca y presión arterial**: Las hormonas tiroideas afectan la frecuencia y el ritmo cardíacos. Un desequilibrio en la función tiroidea puede provocar cambios en la frecuencia cardíaca, lo que podría afectar la presión arterial y la salud cardiovascular en general.

***Función del cerebro**: Las hormonas tiroideas son esenciales para mantener la claridad mental y la función cognitiva. Ayudan a regular el estado de ánimo y el estado de alerta. Una tiroides poco activa puede provocar confusión mental y problemas de memoria, mientras que una tiroides hiperactiva puede provocar ansiedad e inquietud.

***Función muscular**: Las hormonas tiroideas influyen en la fuerza y función de los músculos. La disfunción tiroidea puede provocar debilidad muscular o fatiga.

La salud ósea: Las hormonas tiroideas participan en el metabolismo y el recambio óseo. Un desequilibrio puede provocar cambios en la densidad ósea y un mayor riesgo de osteoporosis.

En resumen, la glándula tiroides es un regulador crítico del metabolismo, que afecta la forma en que el cuerpo usa la energía, mantiene la temperatura corporal y respalda diversas funciones corporales. Las hormonas tiroideas son fundamentales para estos procesos y cualquier desequilibrio en la función tiroidea puede tener efectos significativos en la salud y el bienestar general de un individuo. Los trastornos de la tiroides, como el hipotiroidismo y el hipertiroidismo, pueden provocar una amplia gama de síntomas y problemas de salud, lo que subraya la importancia de mantener la salud de la tiroides.

CAPÍTULO1: ENTENDIENDO LA SALUD DE LA TIROIDES

¿Qué es la glándula tiroides?

La glándula tiroides es un órgano notablemente complejo y crucial del cuerpo humano. Ubicada en la base del cuello, esta pequeña glándula con forma de mariposa desempeña un papel enorme en la regulación de diversos procesos fisiológicos que son fundamentales para nuestro bienestar. Aquí, nos adentramos en el intrincado mundo de la glándula tiroides y su papel fundamental en el mantenimiento del equilibrio y la armonía dentro de nuestro cuerpo.

En esencia, la glándula tiroides es un órgano endocrino, parte del sistema endocrino del cuerpo, que funciona como una red de mensajeros químicos. A diferencia de las glándulas exocrinas que liberan sustancias externamente (p. ej., glándulas sudoríparas o salivales), las glándulas endocrinas secretan hormonas directamente en el torrente sanguíneo. La glándula tiroides es un miembro principal de esta orquesta endocrina y produce hormonas que son indispensables para el correcto funcionamiento de nuestro cuerpo.

La estructura de la glándula tiroides es relativamente simple pero elegante. Consta de dos lóbulos, uno a cada lado de la tráquea, conectados por una delgada banda de tejido conocida como istmo. La analogía visual que se utiliza a menudo para describir su forma es la de una mariposa o una pajarita, lo que contradice su inmensa importancia.

Para la función de la glándula tiroides es fundamental su papel como fábrica de hormonas. Produce dos hormonas tiroideas clave: tiroxina (T4) y triyodotironina (T3). Estas hormonas se destacan por contener yodo, un mineral fundamental que se obtiene de la dieta. La glándula tiroides absorbe hábilmente el yodo y lo incorpora a la síntesis de estas hormonas vitales. Por tanto, una ingesta adecuada de yodo es fundamental para garantizar el correcto funcionamiento de la tiroides.

Sin embargo, la glándula tiroides no funciona de forma aislada. Es parte de un circuito de retroalimentación que involucra a otras glándulas del sistema endocrino. El hipotálamo, una región del cerebro, detecta la necesidad del cuerpo de hormonas tiroideas. Le indica a la glándula pituitaria, otra potencia endocrina, que libere la hormona estimulante de la tiroides (TSH). Luego, la TSH viaja a la glándula tiroides, impulsándola a aumentar la producción de hormonas tiroideas cuando el cuerpo necesita más o disminuirla cuando los niveles son suficientes.

Las hormonas tiroideas ejercen una extraordinaria influencia sobre el metabolismo, la compleja red de procesos químicos que sustentan la vida. Determinan la rapidez con la que el cuerpo convierte los alimentos en energía y, lo que es más importante, la eficiencia con la que utiliza esa energía. Esta regulación metabólica abarca una amplia gama de funciones corporales. Afecta la rapidez con la que quemamos calorías, la forma en que mantenemos la temperatura corporal e incluso nuestros niveles de energía a lo largo del día.

Además, las hormonas tiroideas extienden su alcance a la frecuencia y el ritmo cardíacos, la digestión, la función cerebral, la actividad muscular y la salud ósea. Cuando están en equilibrio, orquestan una sinfonía de funciones biológicas que nos mantiene vibrantes y saludables.

Sin embargo, un desequilibrio, ya sea hipotiroidismo (una tiroides poco activa) o hipertiroidismo (una tiroides hiperactiva), puede alterar este desempeño armonioso. Una tiroides poco activa a menudo provoca fatiga, aumento de peso y sensación de frío. Por el contrario, una tiroides hiperactiva puede provocar inquietud, ansiedad e intolerancia al calor. Estos trastornos nos recuerdan el formidable papel de la tiroides en nuestra vida diaria.

La importancia de la tiroides queda subrayada por la prevalencia de los trastornos de la tiroides y los innumerables síntomas que pueden producir. Estos trastornos, que afectan a millones de personas en todo el mundo, resaltan la necesidad de estar alerta para mantener la salud de la tiroides. Esta vigilancia incluye mantener una dieta equilibrada con una ingesta suficiente de yodo, realizar chequeos médicos periódicos y abordar con prontitud los problemas relacionados con la tiroides.

En conclusión, la glándula tiroides, aunque pequeña en tamaño, es un gigante en términos de su impacto en nuestra salud general. Sus hormonas son las conductoras de nuestra orquesta metabólica e influyen en casi todos los aspectos de nuestro bienestar. Apreciar la importancia de la tiroides es reconocer la intrincada danza de las sustancias químicas que sustentan la vida dentro de nosotros, una danza magistralmente coreografiada por esta modesta glándula ubicada en el cuello.

Trastornos comunes de la tiroides (hipotiroidismo, hipertiroidismo)

Los trastornos de la tiroides son afecciones que afectan el funcionamiento normal de la glándula tiroides, lo que puede provocar una tiroides hipoactiva o hiperactiva. Los dos trastornos de la tiroides más comunes son el hipotiroidismo y el hipertiroidismo:

1.**hipotiroidismo**:

Definición: El hipotiroidismo ocurre cuando la glándula tiroides no produce suficientes hormonas tiroideas, principalmente tiroxina (T4) y triyodotironina (T3).

Causas: La causa más común de hipotiroidismo es una enfermedad autoinmune llamada tiroiditis de Hashimoto, en la que el sistema inmunológico del cuerpo ataca por error a la glándula tiroides. Otras causas pueden incluir deficiencia de yodo, cirugía de tiroides, radioterapia o ciertosmedicamentos.

Síntomas:

* Fatiga y debilidad
* Aumento de peso y dificultad para perder peso.
* Intolerancia al frío
*Piel y cabello secos
* Constipación
* Dolores musculares y articulares.
* Depresión y cambios de humor.
* Ritmo cardíaco lento
* Irregularidades menstruales en las mujeres.

2. Hipertiroidismo:

Definición: El hipertiroidismo es lo opuesto al hipotiroidismo, donde la glándula tiroides produce un exceso de hormonas tiroideas.

Causas: La causa más común de hipertiroidismo es una afección autoinmune llamada enfermedad de Graves, en la que el sistema inmunológico estimula la tiroides para que produzca hormonas en exceso. Otras causas pueden incluir nódulos o bultos tiroideos, ingesta excesiva de yodo o inflamación de la glándula tiroides.

Síntomas:

* Latidos cardíacos rápidos o irregulares
* Pérdida de peso a pesar del aumento del apetito.
* Intolerancia al calor y sudoración excesiva.

* Nerviosismo y ansiedad.

* Temblores en manos y dedos.

*Deposiciones frecuentes o diarrea.

* Debilidad muscular

* Trastornos del sueño

* Problemas oculares (en la enfermedad de Graves), como ojos saltones y cambios en la visión.

Tanto el hipotiroidismo como el hipertiroidismo pueden tener un impacto significativo en la salud general y la calidad de vida de un individuo. Si sospecha que tiene un trastorno de la tiroides o experimenta síntomas relacionados con la disfunción de la tiroides, es fundamental buscar una evaluación y un diagnóstico médico de un proveedor de atención médica. Estas afecciones a menudo se pueden controlar con medicamentos, cambios en el estilo de vida o, en algunos casos, cirugía, según la causa subyacente y la gravedad del trastorno. La detección temprana y el tratamiento adecuado son esenciales para controlar eficazmente los trastornos de la tiroides.

Cómo la dieta afecta la salud de la tiroides

La dieta juega un papel crucial en el mantenimiento de la salud de la tiroides, ya que la glándula tiroides depende de nutrientes específicos para producir hormonas y funcionar correctamente. Una dieta equilibrada y nutritiva puede ayudar a respaldar la función tiroidea y prevenir trastornos de la tiroides. Así es como la dieta afecta la salud de la tiroides:

1. **Ingesta de yodo**: El yodo es un componente clave en la síntesis de hormonas tiroideas. Una dieta deficiente en yodo puede provocar hipotiroidismo o bocio (agrandamiento de la glándula tiroides). Por el contrario, la ingesta excesiva de yodo puede provocar hipertiroidismo. Es importante mantener una ingesta equilibrada de yodo, que se puede conseguir a través de sal yodada y alimentos naturalmente ricos en yodo, como el marisco (p. ej., pescado y algas).

2.**Selenio**: El selenio es un oligoelemento esencial para la conversión de la hormona tiroidea inactiva tiroxina (T4) en la forma activa triyodotironina (T3). El selenio también ayuda a proteger la glándula tiroides del daño oxidativo. Buenas fuentes dietéticas de selenio incluyen las nueces de Brasil, el pescado, las aves y los cereales integrales.

3.**Zinc**: El zinc es importante para la producción y regulación de la hormona tiroidea. Ayuda a convertir T4 en T3 y ayuda en la liberación de hormonas tiroideas de la glándula tiroides. Los alimentos ricos en zinc incluyen nueces, semillas, cereales integrales y carnes magras.

4.**tirosina**: La tirosina es un aminoácido que se combina con el yodo para producir hormonas tiroideas. Se encuentra en alimentos ricos en proteínas como carnes magras, aves, pescado, productos lácteos y tofu.

5.**Antioxidantes**: Las vitaminas antioxidantes como la vitamina C y la vitamina E ayudan a proteger la glándula tiroides del estrés oxidativo y el daño causado por los radicales libres. Las frutas y verduras, especialmente las coloridas como las bayas, los cítricos y las verduras de hojas verdes, son excelentes fuentes de antioxidantes.

6.**Ácidos grasos omega-3**: Los ácidos grasos omega-3 tienen propiedades antiinflamatorias y pueden ayudar a reducir la inflamación en la glándula tiroides, lo cual es importante para la salud de la tiroides. Las fuentes de omega-3 incluyen pescado graso (por ejemplo, salmón, caballa), semillas de lino, semillas de chía y nueces.

7.**Fibra y salud digestiva**: Un sistema digestivo sano garantiza la absorción adecuada de nutrientes, incluidos los importantes para la función tiroidea. Una dieta rica en fibra procedente de cereales integrales, frutas y verduras puede favorecer la salud digestiva.

8.**Alimentos bociógenos**: Algunos alimentos contienen compuestos llamados bociógenos que pueden interferir con la función tiroidea cuando se consumen en cantidades excesivas. Estos alimentos incluyen vegetales crucíferos (p. ej., brócoli, repollo, coliflor), productos de soya y algunas frutas (p. ej., fresas). Cocinar o cocinar al vapor estos alimentos puede ayudar a reducir sus efectos bociógenos.

9.**Limitar los alimentos procesados y los azúcares**: Los alimentos altamente procesados, los refrigerios azucarados y los carbohidratos refinados pueden contribuir a la inflamación y al aumento de peso, lo que puede afectar negativamente la salud de la tiroides. Reducir el consumo de estos artículos puede ayudar a mantener un peso saludable y reducir el riesgo de disfunción tiroidea.

10.**Hidratación adecuada**: Mantenerse bien hidratado es importante para la salud en general y puede favorecer el funcionamiento eficiente de varios procesos corporales, incluida la tiroides.

Es importante tener en cuenta que, si bien la dieta puede desempeñar un papel importante en el apoyo a la salud de la tiroides, no reemplaza el tratamiento médico en casos de trastornos de la tiroides. Si sospecha que tiene problemas de tiroides o le han diagnosticado un trastorno de la tiroides, es esencial trabajar con un proveedor de atención médica que pueda brindarle el tratamiento médico adecuado y orientación dietética adaptada a su afección específica.

CAPÍTULO2: ALIMENTOS A INCLUIR Y EVITAR

Alimentos para incluir

* Alimentos ricos en yodo: Como el marisco (pescado, gambas, algas) y sal yodada con moderación.

* Fuentes de selenio: Incluyendo nueces de Brasil, pescado, aves y cereales integrales.

* Alimentos ricos en zinc: Como frutos secos, semillas, carnes magras y cereales integrales.

* Fuentes de tirosina: se encuentra en alimentos ricos en proteínas como carnes magras, lácteos y tofu.

* Alimentos ricos en antioxidantes: como frutas coloridas (bayas, cítricos) y verduras (verduras de hojas verdes).

* Ácidos grasos omega-3: de pescado graso (por ejemplo, salmón), semillas de lino, semillas dc chía y nucces.

* Fibra de cereales integrales: favorece la salud digestiva y la absorción de nutrientes.

Factores de estilo de vida a incluir

* Ejercicio regular: realice actividad física regular para apoyar la salud y el metabolismo en general. Intente

realizar una combinación de ejercicio cardiovascular, entrenamiento de fuerza y ejercicios de flexibilidad.

* Sueño adecuado: Priorice dormir entre 7 y 9 horas de calidad cada noche para favorecer la regulación hormonal y el bienestar general.

* Manejo del estrés: practique técnicas de reducción del estrés como yoga, meditación, respiración profunda o atención plena para reducir los niveles de la hormona del estrés, que pueden afectar la función tiroidea.

* Hidratación: Beba mucha agua para mantenerse bien hidratado, apoyando diversos procesos corporales, incluida la función tiroidea.

* Chequeos regulares: visite a su proveedor de atención médica con regularidad para realizar pruebas de función tiroidea y evaluaciones de salud general, especialmente si tiene antecedentes familiares de trastornos de la tiroides o experimenta síntomas.

Alimentos para limitar o evitar

* Alimentos bociógenos: En exceso, como verduras crucíferas (brócoli, repollo), productos de soja y algunas frutas (fresas).

* Alimentos procesados: Altos en azúcar, grasas no saludables y aditivos, que contribuyen a la inflamación y al aumento de peso.

* Carbohidratos refinados: Como pan blanco, snacks azucarados y bebidas azucaradas, que pueden afectar el peso y el azúcar en sangre.

* Exceso de yodo: Evite la ingesta excesiva de alimentos ricos en yodo, ya que puede alterar la función tiroidea.

Equilibrar su dieta incluyendo alimentos que apoyan la tiroides y al mismo tiempo limitar o evitar aquellos que pueden afectar negativamente la salud de la tiroides es clave para mantener una glándula tiroides saludable.

Factores de estilo de vida que se deben evitar

* Fumar: Evite fumar y la exposición al humo de segunda mano, ya que fumar puede afectar negativamente la función tiroidea.

* Alcohol excesivo: Limite el consumo de alcohol, ya que el consumo excesivo de alcohol puede interferir con la producción y regulación de la hormona tiroidea.

* Toxinas ambientales: Minimizar la exposición a toxinas ambientales, como contaminantes y ciertos químicos, que pueden afectar la salud de la tiroides.

* Falta de luz solar: asegúrese de exponerse suficiente a la luz solar o considere tomar suplementos de vitamina D si tiene una exposición limitada al sol, ya que la deficiencia de vitamina D puede afectar la salud de la tiroides.

* Automedicación: No se automedique con suplementos herbarios o de venta libre para problemas de tiroides sin consultar a un proveedor de atención médica. Los suplementos inadecuados pueden empeorar la disfunción tiroidea.

* Ignorar los síntomas: si experimenta síntomas de disfunción tiroidea (por ejemplo, fatiga, cambios de peso, cambios de humor), no los ignore. Busque atención médica para un diagnóstico y tratamiento adecuados.

* Medicación inconsistente: si le recetan medicamentos para la tiroides, tómelos constantemente según las indicaciones de su proveedor de atención médica. El uso inconsistente de medicamentos puede provocar fluctuaciones en los niveles de hormona tiroidea.

Nota rápida de aliento

Estimado lector valorado

Sé fuerte

Quiero que sepas que eres increíblemente fuerte y resistente. Enfrentar esta dolencia es sin duda un desafío, pero tu coraje y determinación brillan. Recuerde que tiene un sistema de apoyo que se preocupa profundamente por usted y está aquí en cada paso del camino.

Toma cada día como viene y no dudes en apoyarte en quienes te aman. Su viaje puede tener obstáculos, pero también ofrece oportunidades de crecimiento y curación.

Mantén el ánimo en alto, mantén la esperanza y confía en tu fuerza para superar esto.

No estás solo en esta batalla y juntos la enfrentaremos con determinación inquebrantable. Mantén una actitud positiva, mantén la esperanza y nunca subestimes el poder de tu propia resiliencia.

Con amor y aliento,

CAPÍTULO3: PLANIFICACIÓN Y PREPARACIÓN DE COMIDAS

Consejos para planificar las comidas en la dieta de restablecimiento de la tiroides

1.**Dieta equilibrada**: Intente llevar una dieta bien equilibrada que incluya una variedad de alimentos de diferentes grupos para asegurarse de obtener todos los nutrientes esenciales.

2.**Controlar la ingesta de yodo**: Tenga en cuenta su consumo de yodo. Incluya alimentos ricos en yodo, pero evite su consumo excesivo, ya que puede alterar la función tiroidea.

3.**Control de porciones**: Preste atención al tamaño de las porciones para controlar la ingesta de calorías, lo que puede ser importante para el control del peso y la salud de la tiroides.

4.**Incluir proteínas magras**: Incorpore fuentes de proteínas magras como aves, pescado, tofu y legumbres en sus comidas. La proteína apoya la salud muscular y el metabolismo.

5. Cereales integrales: elija cereales integrales como arroz integral, quinua y trigo integral en lugar de cereales refinados para obtener fibra y nutrientes adicionales.

6.**Muchas verduras**: Consuma vegetales coloridos y no bociógenos por su contenido de antioxidantes y fibra. Cocine al vapor o cocine verduras crucíferas para reducir los efectos bociógenos.

7.**Grasas saludables**: Incluya fuentes de grasas saludables, como aguacates, nueces, semillas y aceite de oliva, para la salud en general.

8.**Limite los alimentos procesados**: Minimizar la ingesta de alimentos procesados y azucarados, que pueden contribuir a la inflamación y al aumento de peso.

9.**Preparación de comidas**: Considere la posibilidad de preparar las comidas de la semana para tener opciones saludables disponibles, lo que facilitará el cumplimiento de sus objetivos dietéticos.

10.**Horario de alimentación regular**: Trate de comer comidas y refrigerios a intervalos regulares durante el día para estabilizar los niveles de azúcar en sangre y mantener la energía.

11.**Mantente hidratado**: Beba mucha agua para apoyar la salud general y la digestión.

12.**Monitorear los síntomas**: Lleve un registro de cómo se siente después de las comidas. Algunas personas con problemas de tiroides pueden tener sensibilidades alimentarias que afectan su bienestar.

13.**Consulta a un dietista**: Si no está seguro de cómo planificar las comidas para sus necesidades dietéticas específicas, considere consultar a un dietista registrado que pueda crear un plan de alimentación personalizado adaptado a sus objetivos de salud de la tiroides.

14. **Ser paciente**: Recuerde que los cambios en la dieta pueden tardar en mostrar resultados. Sea paciente y coherente con su plan de alimentación mientras controla cómo afecta la salud de su tiroides.

La planificación de las comidas en la dieta de restablecimiento de la tiroides implica elegir alimentos nutritivos que respalden la función tiroidea, teniendo en cuenta la ingesta de yodo y evitando el exceso de alimentos bociógenos. Es esencial trabajar con un proveedor de atención médica o un dietista para garantizar que su plan de alimentación se ajuste a sus necesidades específicas de tiroides.

Creando comidas balanceadas

Crear comidas equilibradas es esencial para la salud y el bienestar general, incluido el apoyo a la salud de la tiroides. Una comida equilibrada suele incluir una combinación de macronutrientes (carbohidratos, proteínas y grasas) y micronutrientes (vitaminas y minerales). A continuación se ofrecen algunas pautas para crear comidas equilibradas:

1.**Comience con una fuente de proteínas**:

* Incluya fuentes de proteínas magras como aves, pescado, tofu, frijoles, lentejas o cortes magros de carne.
* La proteína es crucial para la salud muscular, el metabolismo y la saciedad.

2.**Agregue carbohidratos complejos**:
* Elija carbohidratos complejos como cereales integrales (arroz integral, quinua, trigo integral), verduras con almidón (batatas, calabaza) y legumbres (frijoles, lentejas).
* Los carbohidratos aportan energía y fibra, ayudando en la digestión y manteniendo estables los niveles de azúcar en sangre.

3.**Incorporar grasas saludables**:
* Incluir fuentes de grasas saludables como aguacates, nueces, semillas, aceite de oliva y pescados grasos (salmón, caballa).
* Las grasas saludables son esenciales para la salud en general, incluida la función cerebral y la producción de hormonas.

4.**Cargue verduras**:
* Llene la mitad de su plato con vegetales sin almidón como verduras de hojas verdes, brócoli, pimientos morrones y zanahorias.
* Las verduras son ricas en vitaminas, minerales y antioxidantes.

5.**No te olvides de las frutas**:

* Incluya una porción de fruta con su comida para agregar vitaminas, minerales y dulzura natural.

* Las bayas, los cítricos y las manzanas son excelentes opciones.

6. **Control consciente de las porciones**:

* Tenga en cuenta el tamaño de las porciones para evitar comer en exceso.

* Utilice platos más pequeños para ayudar con el control de las porciones.

7.**Hidratación**:

*Bebe agua con tu comida para mantenerte hidratado.

*Evitar el consumo excesivo de bebidas azucaradas y limitar la ingesta de cafeína.

8.**Equilibra tu plato**:

* Apunte a un plato colorido y equilibrado con una variedad de grupos de alimentos.

*Esta variedad te asegura obtener una amplia gama de nutrientes.

9.**Limite los alimentos procesados**:

* Minimizar los alimentos procesados, que suelen tener un alto contenido de grasas, azúcares y aditivos nocivos para la salud.

* Opte por alimentos integrales y no procesados siempre que sea posible.

10.**Tenga en cuenta las restricciones dietéticas**:

- Considere cualquier restricción dietética o alergia que pueda tener al planificar sus comidas.

- Modificar recetas o buscar alternativas según sea necesario.

11.**Planifique con anticipación**:

- Planifica tus comidas con antelación para asegurarte de tener a mano los ingredientes necesarios.

- La preparación de comidas puede ahorrar tiempo y ayudarle a tomar decisiones más saludables.

12.**Escuche a su cuerpo**:

- Preste atención a las señales de hambre y saciedad.

- Come despacio y saborea tu comida.

13.**Consulte a un dietista registrado**:

- Si tiene inquietudes dietéticas específicas, considere consultar a un dietista registrado que pueda crear un plan de alimentación personalizado adaptado a sus necesidades.

Recuerde que las comidas equilibradas apoyan no sólo la salud de la tiroides sino también la salud y el bienestar general. Incorporar constantemente una variedad de alimentos ricos en nutrientes a tus comidas es clave para mantener una dieta saludable y optimizar la función tiroidea.

Control de porciones y gestión de calorías.

El control de las porciones y el manejo de las calorías son aspectos importantes para mantener una dieta y un peso corporal saludables. Estas prácticas ayudan a garantizar que consuma una cantidad adecuada de calorías para satisfacer sus necesidades energéticas sin comer en exceso. A continuación se ofrecen algunos consejos para un control eficaz de las porciones y la gestión de calorías:

1. Comprenda el tamaño de las porciones:

* Aprenda a reconocer el tamaño de las porciones adecuadas para diferentes alimentos. Utilice señales visuales como su mano u objetos comunes (por ejemplo, una baraja de cartas para la carne) para estimar las porciones.

2.Utilice platos y tazones más pequeños:

* Elija vajillas más pequeñas para ayudar a controlar el tamaño de las porciones de forma natural. Los estudios demuestran que las personas tienden a comer menos cuando utilizan platos más pequeños.

3.Leer etiquetas nutricionales:

* Preste atención a los tamaños de las porciones en las etiquetas de los alimentos para determinar cuántas calorías hay en una porción. Compare esto con la cantidad que realmente consume.

4.Medir y pesar alimentos:

* Utilice tazas medidoras, básculas de cocina o aplicaciones de teléfonos inteligentes para medir y realizar un seguimiento preciso del tamaño de las porciones, especialmente cuando cocine en casa.

5.Tenga cuidado con los refrigerios:

* Cuando coma un refrigerio, reparta una pequeña cantidad en un recipiente aparte en lugar de comer directamente del paquete para evitar comer en exceso.

6.Llene la mitad de su plato con verduras:

* Las verduras son bajas en calorías y ricas en nutrientes y fibra. Al llenar la mitad de su plato con verduras, naturalmente reduce la ingesta de calorías.

7. Controle los alimentos ricos en calorías:

* Los alimentos ricos en calorías como nueces, aceites y dulces deben dividirse en porciones con cuidado. Mida porciones pequeñas para evitar el consumo excesivo de calorías.

8. Practica la alimentación consciente:

* Presta atención a lo que estás comiendo y saborea cada bocado. Comer despacio puede ayudarte a reconocer cuándo estás satisfecho y evitar comer en exceso.

9.Planifica tus comidas:

* Cree un plan de alimentación que incluya tamaños de porciones y objetivos calóricos adecuados. Esto puede ayudarle a mantenerse encaminado y tomar decisiones más saludables.

10.Tenga cuidado con las calorías líquidas:

- Las bebidas azucaradas, las bebidas alcohólicas e incluso algunos zumos de frutas pueden tener un alto contenido calórico. Limite su consumo de estos líquidos.

11. Lleve un diario de alimentos:

- Hacer un seguimiento de tus comidas y refrigerios en un diario o en una aplicación de teléfono inteligente puede ayudarte a ser más consciente de tu ingesta de calorías.

12. **Establezca objetivos realistas de calorías**:

- Determine sus necesidades calóricas diarias según su edad, sexo, nivel de actividad y objetivos de peso. Sea realista en su plan de manejo de calorías.

13. **Consulte a un dietista registrado**:

- Si no está seguro acerca del manejo de calorías, considere trabajar con un dietista registrado. Pueden ayudarle a crear un plan personalizado y brindarle orientación.

Recuerde que el control de las porciones y la gestión de calorías no consisten en privarse, sino en tomar decisiones informadas que se alineen con sus objetivos de salud y estado físico. Encontrar un equilibrio que funcione para usted y respalde su bienestar general es clave.

Compra de comestibles para ingredientes beneficiosos para la tiroides

Comprar ingredientes beneficiosos para la tiroides en el supermercado es un paso importante para apoyar la salud de la tiroides. Aquí hay una lista de alimentos e ingredientes beneficiosos para la tiroides para agregar a su lista de compras:

1. **Alimentos ricos en yodo**:

* Mariscos (por ejemplo, salmón, atún, camarones, bacalao)
* Algas (kelp, nori, dulse)
* Sal yodada (con moderación)
2. **Fuentes de selenio**:
* Nueces de Brasil
* Pescado (especialmente atún y fletán)
* Carnes magras (por ejemplo, pavo, pollo)
* Cereales integrales (por ejemplo, arroz integral, pan integral)
3.**Alimentos ricos en zinc**:
* Nueces (por ejemplo, anacardos, almendras)
* Semillas (por ejemplo, semillas de calabaza, semillas de girasol)
* Carnes magras (por ejemplo, carne de res, cerdo)
* Legumbres (por ejemplo, garbanzos, lentejas)
4. **Fuentes de tirosina**:
* Carnes magras (por ejemplo, pollo, pavo)
* Pescado (por ejemplo, atún, salmón)
* Productos lácteos (por ejemplo, yogur, queso)
* Tofu
5.**Alimentos ricos en antioxidantes**:
* Frutas coloridas (por ejemplo, bayas, cítricos)
* Verduras (por ejemplo, espinacas, pimientos morrones, zanahorias)
* Frutos secos (por ejemplo, almendras, nueces)
* Semillas (por ejemplo, semillas de lino, semillas de chía)

6.**Fuentes de ácidos grasos omega-3**:

* Pescado graso (por ejemplo, salmón, caballa)

* Semillas de lino y aceite de linaza

* Semillas de chia

* Nueces

7.**Granos Integrales**:

* Arroz integral

* Quinua

* Avena

*Pasta y pan integral

8.**Proteínas magras**:

* Aves de corral (por ejemplo, pollo, pavo)

* Pescado (por ejemplo, salmón, trucha)

* Tofu y tempeh

* Legumbres (por ejemplo, frijoles, lentejas)

9.**Verduras no bociógenas**:

* Verduras de hojas verdes (por ejemplo, espinacas, col rizada)

* Pimientos

* Zanahorias

* Calabacín

* Pepinos

10.**Grasas saludables**:

- Palta

- Nueces y semillas

- Aceite de oliva

- Aceite de coco (con moderación)

11.**Lácteos bajos en grasa o alternativas lácteas (si se toleran):**
- Yogur griego
- Leche de almendras, leche de soja u otras opciones sin lácteos

12.**frutas:**
- Bayas (por ejemplo, arándanos, fresas)
- Frutas cítricas (por ejemplo, naranjas, pomelos)
- manzanas
- Peras

13. **Hierbas y especias:**
- Cúrcuma (antiinflamatoria)
- Jengibre (antiinflamatorio)
- Ajo
- Romero
- Albahaca

14.**Hidratación:**
- El agua es esencial para la función tiroidea, así que asegúrese de mantenerse hidratado.

15.**Sal modesta con yodo:**
- Si usa sal yodada, úsela con moderación como parte de su ingesta total de sodio.

dieciséis.**Planificación de la lista de compras:**
- Planifique sus comidas y refrigerios con anticipación para crear una lista de compras que incluya estos ingredientes beneficiosos para la tiroides.

Cuando compre, concéntrese en alimentos integrales y no procesados y trate de minimizar los productos procesados y azucarados. También es una buena idea consultar con un proveedor de atención médica o un dietista registrado para asegurarse de que sus elecciones dietéticas se ajusten a sus necesidades específicas de salud de la tiroides.

CAPÍTULO4: RECETAS DE DESAYUNOS

Batidos llenos de nutrientes

Deberes Tiempo: 5 minutos

Porciones: 2

Ingredientes:

* 2 tazas de hojas de espinaca

* 1 plátano maduro

* 1/2 taza de yogur griego

* 1 taza de frutos rojos congelados

* 1 cucharada de semillas de chía

* 1 taza de leche de almendras sin azúcar

* Miel o jarabe de arce (opcional para endulzar)

* Cubitos de hielo (opcional para grosor)

Preparación:

* Agregue espinacas, plátano, yogur griego, bayas mixtas y semillas de chía a una licuadora.

* Vierta la leche de almendras y licue hasta que quede suave. Agregue cubitos de hielo hasta obtener el espesor deseado.

* Pruebe y agregue miel o jarabe de arce si desea un dulzor adicional.

*Vierta en vasos y sirva inmediatamente.

Valor nutricional (por porción):

* Calorías: 220

* Proteína: 12g
* Carbohidratos: 35g
* Fibra Dietética: 8g
* Azúcares: 16g
* Grasa: 5g
* Vitamina C: 40% VD
* Hierro: 15% VD

Tazones abundantes de avena y cereales

Tiempo de cocción: 10 minutos
Porciones: 2
Ingredientes:
* 1 taza de copos de avena
* 2 tazas de leche (láctea o vegetal)
* 1/4 taza de nueces picadas (p. ej., almendras o nueces)
* 1/4 taza de frutos secos (por ejemplo, pasas o arándanos)
* 1 pera madura, cortada en cubitos
* 1 cucharada de miel o jarabe de arce
* 1/2 cucharadita de canela molida
* Pizca de sal
Preparación:
* En una cacerola, combine la avena y la leche. Llevar a ebullición a fuego medio.

* Reduzca el fuego a bajo y cocine, revolviendo ocasionalmente, durante unos 5 minutos o hasta que la avena esté tierna y la mezcla espese.

* Retire del fuego y agregue las nueces picadas, los frutos secos, la pera picada, la miel o el jarabe de arce, la canela molida y una pizca de sal.

* Divida la mezcla de avena en tazones y sirva caliente.

Valor nutricional (por porción):

* Calorías: 350

* Proteína: 11g

* Carbohidratos: 61g

* Fibra Dietética: 8g

* Azúcares: 26g

* Grasa: 9g

* Vitamina D: 25% VD

* Calcio: 30% VD

Opciones de desayuno ricas en proteínas

Receta 1: Huevos Revueltos Con Espinacas

Tiempo de cocción: 10 minutos

Porciones: 2

Ingredientes:

* 4 huevos grandes

* 1 taza de espinacas frescas, picadas

* 1/4 taza de pimientos morrones cortados en cubitos

* 1/4 taza de cebolla picada

* Sal y pimienta para probar

*Aerosol para cocinar o aceite de oliva para la sartén.

Preparación:

* Calienta una sartén antiadherente a fuego medio y cúbrela con aceite en aerosol o una pequeña cantidad de aceite de oliva.

* En un bol, bata los huevos, la sal y la pimienta.

* Agregue los pimientos morrones y las cebollas cortados en cubitos a la sartén y saltee hasta que se ablanden.

* Agregue las espinacas picadas a la sartén y cocine hasta que se ablanden.

* Vierta los huevos batidos sobre las verduras y revuelva continuamente hasta que los huevos estén completamente cocidos y revueltos.

* Servir caliente.

Valor nutricional (por porción):

* Calorías: 180

* Proteína: 12g

* Carbohidratos: 5g

* Fibra Dietética: 1g

* Azúcares: 2g

* Grasa: 13g

Receta 2: Parfait de yogur griego

Deberes Tiempo: 5 minutos

Porciones: 1

Ingredientes:

* 1 taza de yogur griego

* 1/4 taza de bayas mixtas (por ejemplo, fresas, arándanos, frambuesas)

* 2 cucharadas de miel o jarabe de arce

* 1/4 taza de granola

* 1 cucharada de nueces picadas (por ejemplo, almendras o nueces)

Preparación:

* En un vaso o tazón para servir, coloque una capa de yogur griego en el fondo.

* Agregue una capa de frutos rojos variados encima del yogur.

* Rocíe miel o jarabe de arce sobre las bayas.

* Espolvorea granola y nueces picadas como capa final.

*Repetir las capas si lo desea.

* Servir inmediatamente.

Valor nutricional (por porción):

* Calorías: 350

* Proteína: 18g

* Carbohidratos: 52g

* Fibra Dietética: 5g

* Azúcares: 29g

* Grasa: 9g

Receta 3: Revuelto de tofu y verduras

Tiempo de cocción: 15 minutos

Porciones: 2

Ingredientes:

* 8 onzas de tofu firme, desmenuzado

* 1/2 taza de pimientos morrones cortados en cubitos (colores surtidos)
* 1/4 taza de cebolla picada
* 1/4 taza de tomates cortados en cubitos
* 2 dientes de ajo picados
* 1/2 cucharadita de cúrcuma (para darle color)
* Sal y pimienta para probar
* 1 cucharada de aceite de oliva

Preparación:

* Calienta el aceite de oliva en una sartén a fuego medio.
* Agregue la cebolla y el ajo cortados en cubitos a la sartén y saltee hasta que estén fragantes.
* Agrega los pimientos morrones cortados en cubitos y continúa salteando hasta que se ablanden.
* Agregue el tofu desmenuzado y la cúrcuma. Cocine durante 5-7 minutos, revolviendo ocasionalmente.
* Agregue los tomates cortados en cubitos y cocine por 2-3 minutos más hasta que estén completamente calientes.
*Sazonar con sal y pimienta al gusto.
* Servir caliente.

Valor nutricional (por porción):

* Calorías: 180
* Proteína: 12g
* Carbohidratos: 10g
* Fibra dietética: 2g
* Azúcares: 4g
* Grasa: 11g

Receta 4: Requesón y Frutero

Deberes Tiempo: 5 minutos

Porciones: 1

Ingredientes:

* 1/2 taza de requesón bajo en grasa

* 1/2 taza de frutas frescas variadas (por ejemplo, piña, kiwi y melón)

* 1 cucharada de miel

* 1 cucharada de almendras picadas

Preparación:

* En un bol, saque el requesón.

* Cubra con una mezcla de frutas frescas.

* Rocíe miel sobre la fruta.

* Espolvorear almendras picadas por encima.

* Servir inmediatamente.

Valor nutricional (por porción):

* Calorías: 220

* Proteína: 18g

* Carbohidratos: 30g

* Fibra Dietética: 4g

* Azúcares: 24g

* Grasa: 5g

Receta 5: Batido de plátano y mantequilla de maní

Deberes Tiempo: 5 minutos

Porciones: 1

Ingredientes:

* 1 plátano maduro

* 2 cucharadas de mantequilla de maní natural

* 1 taza de leche de almendras sin azúcar

* 1 cucharada de miel o jarabe de arce (opcional para endulzar)

* 1/2 cucharadita de extracto de vainilla

* Cubitos de hielo (opcional para grosor)

Preparación:

* En una licuadora, combine el plátano maduro, la mantequilla de maní natural, la leche de almendras, la miel o el jarabe de arce (si lo desea) y el extracto de vainilla.

*Agregue cubitos de hielo hasta obtener el espesor deseado.

* Mezclar hasta que esté suave.

* Servir inmediatamente.

Valor nutricional (por porción):

* Calorías: 320

* Proteína: 9g

* Carbohidratos: 40g

* Fibra Dietética: 5g

* Azúcares: 22g

* Grasa: 16g

Muffins de desayuno que estimulan la tiroides

Tiempo de cocción: 30 minutos
Porciones: 12 muffins

Ingredientes:
* 2 tazas de harina integral
* 1/2 taza de copos de avena
* 1 cucharadita de polvo para hornear
* 1/2 cucharadita de bicarbonato de sodio
* 1/2 cucharadita de canela molida
* 1/4 cucharadita de sal yodada
* 2 plátanos maduros, triturados
* 1/4 taza de yogur griego
* 1/4 taza de miel
* 2 huevos
* 1 cucharadita de extracto de vainilla
* 1/2 taza de zanahoria rallada
* 1/2 taza de calabacín rallado
* 1/4 taza de nueces picadas (p. ej., nueces o almendras)
* 1/4 taza de pasas o arándanos secos

Preparación:
* Precalienta el horno a 350 °F (175 °C) y forra un molde para muffins con papel para hornear.
* En un tazón grande, mezcle la harina integral, los copos de avena, el polvo para hornear, el bicarbonato de sodio, la canela molida y la sal.
* En otro tazón, combine el puré de plátanos, el yogur griego, la miel, los huevos y el extracto de vainilla.
* Vierta los ingredientes húmedos en los ingredientes secos y revuelva hasta que estén combinados.
* Incorpora suavemente las zanahorias ralladas, el calabacín rallado, las nueces picadas y las pasas o los arándanos secos.

* Vierta la masa en el molde para muffins preparado, llenando cada taza aproximadamente 2/3 de su capacidad.
* Hornea durante 20-25 minutos o hasta que al insertar un palillo en el centro de un muffin, éste salga limpio.
* Deje que los muffins se enfríen en el molde durante unos minutos antes de transferirlos a una rejilla para que se enfríen por completo.

Valor nutricional (por muffin):
* Calorías: 180
* Proteína: 5g
* Carbohidratos: 32g
* Fibra Dietética: 4g
* Azúcares: 12g
* Grasa: 4g
* Vitamina A: 40% VD
* Vitamina C: 6% VD
* Hierro: 8% VD

CAPÍTULO5: SOPAS Y GUISOS

Sopas nutritivas beneficiosas para la tiroides

1. Sopa cremosa de espinacas y champiñones

Tiempo de cocción: 30 minutos

Porciones: 4

Ingredientes:

* 2 cucharadas de aceite de oliva

* 1 cebolla picada

* 2 dientes de ajo picados

* 8 oz (225 g) de champiñones, rebanados

* 4 tazas de hojas de espinacas frescas

* 4 tazas de caldo de verduras

* 1 taza de yogur griego natural

* Sal y pimienta para probar

Preparación:

* Calienta el aceite de oliva en una olla grande a fuego medio. Agrega la cebolla y el ajo picados. Saltee hasta que esté transparente.

* Agrega los champiñones en rodajas y cocina hasta que suelten su humedad y comiencen a dorarse.

* Agregue las hojas de espinacas frescas y cocine hasta que se ablanden.

* Vierta el caldo de verduras y cocine a fuego lento. Cocine por 10 minutos.

* Use una licuadora de inmersión para hacer puré la sopa hasta que quede suave.

* Agregue el yogur griego y sazone con sal y pimienta. Cocine a fuego lento durante 5 minutos más.

* Servir caliente.

Valor nutricional (por porción):

* Calorías: 150

* Proteína: 8g

* Carbohidratos: 12g

* Fibra Dietética: 3g

* Azúcares: 5g

* Grasa: 8g

* Vitamina A: 90% VD

* Vitamina C: 20% VD

* Hierro: 15% VD

2. sopa de calabaza rostizada

Tiempo de cocción: 45 minutos

Porciones: 6

Ingredientes:

* 1 calabaza mediana, pelada, sin semillas y cortada en cubos

* 2 cucharadas de aceite de oliva

* 1 cebolla picada

* 2 dientes de ajo picados

* 4 tazas de caldo de verduras

* 1 cucharadita de canela molida

* Sal y pimienta para probar
* Yogur griego o crema agria para decorar
Preparación:
* Precalienta el horno a 400°F (200°C). Coloque la calabaza en cubos en una bandeja para hornear, rocíe con aceite de oliva y ase durante 30-35 minutos hasta que esté tierna y ligeramente caramelizada.
* En una olla grande, calienta el aceite de oliva a fuego medio. Agrega la cebolla y el ajo picados. Saltee hasta que esté suave.
* Agregue la calabaza asada, el caldo de verduras y la canela molida a la olla. Cocine a fuego lento durante 10-15 minutos.
* Use una licuadora de inmersión para hacer puré la sopa hasta que quede suave.
*Sazonar con sal y pimienta al gusto.
* Sirva caliente, adornado con una cucharada de yogur griego o crema agria.
Valor nutricional (por porción):
* Calorías: 150
* Proteína: 3g
* Carbohidratos: 28g
* Fibra Dietética: 5g
* Azúcares: 6g
* Grasa: 4g
* Vitamina A: 400% VD
* Vitamina C: 40% VD
* Hierro: 10% VD

3.Sopa De Lentejas Y Verduras

Tiempo de cocción: 45 minutos

Porciones: 6

Ingredientes:

* 1 taza de lentejas verdes o marrones secas, enjuagadas y escurridas
* 1 cebolla picada
* 2 zanahorias, cortadas en cubitos
* 2 tallos de apio, cortados en cubitos
* 2 dientes de ajo picados
* 6 tazas de caldo de verduras
* 1 cucharadita de comino molido
* 1/2 cucharadita de cúrcuma molida
* Sal y pimienta para probar
* Jugo de limón fresco para decorar

Preparación:

* En una olla grande, combine las lentejas, la cebolla picada, las zanahorias picadas, el apio picado y el ajo picado.
* Verter el caldo de verduras y llevar a ebullición. Reduzca el fuego, cubra y cocine a fuego lento durante 20-25 minutos hasta que las lentejas y las verduras estén tiernas.
* Agregue el comino molido, la cúrcuma molida, la sal y la pimienta.
*Cocine a fuego lento durante 10 minutos más.
* Sirva caliente, adornado con un chorrito de jugo de limón fresco.

Valor nutricional (por porción):

* Calorías: 220

* Proteína: 12g

* Carbohidratos: 40g

* Fibra Dietética: 12g

* Azúcares: 5g

* Grasa: 1g

* Vitamina A: 100% VD

* Vitamina C: 20% VD

* Hierro: 20% VD

4. Sopa De Tomate Y Quinua

Tiempo de cocción: 30 minutos

Porciones: 4

Ingredientes:

* 1 taza de quinua, enjuagada y escurrida

* 1 cebolla picada

* 2 dientes de ajo picados

* 1 lata (28 oz) de tomates cortados en cubitos

* 4 tazas de caldo de verduras

* 1 cucharadita de albahaca seca

* 1 cucharadita de orégano seco

* Sal y pimienta para probar

* Hojas de albahaca fresca para decorar.

Preparación:

* En una olla grande, calienta el aceite de oliva a fuego medio. Agrega la cebolla y el ajo picados. Saltee hasta que esté suave.

* Agregue los tomates cortados en cubitos, el caldo de verduras, la albahaca seca, el orégano seco, la sal y la pimienta. Llevar a fuego lento.
* Agregue la quinua y cocine durante 15-20 minutos hasta que la quinua esté tierna.
* Servir caliente, adornado con hojas de albahaca fresca.
Valor nutricional (por porción):
* Calorías: 300
* Proteína: 8g
* Carbohidratos: 56g
* Fibra Dietética: 8g
* Azúcares: 6g
* Grasa: 5g
* Vitamina A: 30% VD
* Vitamina C: 40% VD
* Hierro: 20% VD

CAPÍTULO 6: ENSALADAS Y ACOMPAÑAMIENTOS

Ensaladas sabrosas con ingredientes beneficiosos para la tiroides

1.Ensalada De Espinacas Y Quinua

Tiempo de cocción: 20 minutos (para quinua)

Porciones: 4

Ingredientes:

* 1 taza de quinua, enjuagada y escurrida

* 4 tazas de hojas de espinacas frescas

* 1 taza de tomates cherry, cortados por la mitad

* 1/2 pepino, cortado en cubitos

* 1/4 taza de cebolla morada, en rodajas finas

* 1/4 taza de queso feta, desmenuzado

* 2 cucharadas de aceite de oliva virgen extra

* 2 cucharadas de vinagre balsámico

* Sal y pimienta para probar

Preparación:

*Cocine la quinua según las instrucciones del paquete y déjela enfriar.

* En una ensaladera grande, combine la quinua cocida, las espinacas frescas, los tomates cherry, el pepino, la cebolla morada y el queso feta.

* En un tazón pequeño, mezcle el aceite de oliva y el vinagre balsámico. Condimentar con sal y pimienta.

* Rocíe el aderezo sobre la ensalada y revuelva para combinar.

* Sirva inmediatamente o refrigere hasta que esté listo para servir.

Valor nutricional (por porción):

* Calorías: 300

* Proteína: 9g

* Carbohidratos: 36g

* Fibra Dietética: 6g

* Azúcares: 3g

* Grasa: 14g

* Vitamina A: 80% VD

* Vitamina C: 40% VD

* Hierro: 20% VD

2. Ensalada de garbanzos y verduras asadas

Tiempo de cocción: 30 minutos

Porciones: 4

Ingredientes:

* 1 lata (15 oz) de garbanzos, escurridos y enjuagados

* 2 tazas de vegetales asados variados (p. ej., pimientos morrones, calabacines, berenjenas)

* 2 tazas de hojas tiernas de espinaca

* 1/4 taza de cebolla morada, finamente picada

* 1/4 taza de perejil fresco, picado

* 1/4 taza de queso feta desmenuzado

* 2 cucharadas de jugo de limón

* 2 cucharadas de aceite de oliva virgen extra

* Sal y pimienta para probar

Preparación:

* Precalienta tu horno a 400°F (200°C). Mezcle las verduras mixtas con un poco de aceite de oliva, sal y pimienta. Ase durante 20-25 minutos o hasta que estén tiernos y ligeramente caramelizados.

* En una ensaladera grande, combine los garbanzos, las verduras asadas, las espinacas tiernas, la cebolla morada y el perejil fresco.

* En un tazón pequeño, mezcle el jugo de limón y el aceite de oliva. Condimentar con sal y pimienta.

* Rocíe el aderezo sobre la ensalada y revuelva suavemente.

* Espolvoree queso feta desmenuzado encima antes de servir.

Valor nutricional (por porción):

* Calorías: 280

* Proteína: 9g

* Carbohidratos: 38g

* Fibra Dietética: 8g

* Azúcares: 6g

* Grasa: 12g

* Vitamina A: 70% VD

* Vitamina C: 60% VD

* Hierro: 15% VD

3. Ensalada de col rizada y arándanos

Tiempo de cocción: 10 minutos

Porciones: 4

Ingredientes:

* 4 tazas de hojas de col rizada picadas, sin tallos

* 1 taza de arándanos frescos

* 1/2 taza de queso de cabra desmenuzado

* 1/4 taza de almendras tostadas, picadas

* 2 cucharadas de jugo de limón

* 2 cucharadas de aceite de oliva virgen extra

* 1 cucharada de miel

* Sal y pimienta para probar

Preparación:

* En una ensaladera grande, combine la col rizada picada, los arándanos frescos, el queso de cabra desmenuzado y las almendras tostadas.

* En un tazón pequeño, mezcle el jugo de limón, el aceite de oliva, la miel, la sal y la pimienta.

* Rocíe el aderezo sobre la ensalada y revuelva bien para cubrir las hojas de col rizada.

* Sirva inmediatamente o refrigere por un corto tiempo para permitir que los sabores se mezclen.

Valor nutricional (por porción):

* Calorías: 260

* Proteína: 8g

* Carbohidratos: 21g

* Fibra Dietética: 4g

* Azúcares: 9g

* Grasa: 18g

* Vitamina A: 160% VD

* Vitamina C: 110% VD
* Hierro: 10% VD

4. Ensalada de atún y frijoles blancos

Tiempo de cocción: 10 minutos

Porciones: 4

Ingredientes:

* 2 latas (5 oz cada una) de atún en agua, escurridas
* 2 latas (15 oz cada una) de frijoles blancos, escurridos y enjuagados
* 1/4 taza de cebolla morada, finamente picada
* 1/4 taza de perejil fresco, picado
* 2 cucharadas de jugo de limón
* 2 cucharadas de aceite de oliva virgen extra
* Sal y pimienta para probar

Preparación:

* En una ensaladera grande, combine el atún escurrido, los frijoles blancos, la cebolla morada picada y el perejil fresco.
* En un tazón pequeño, mezcle el jugo de limón, el aceite de oliva, la sal y la pimienta.
* Rocíe el aderezo sobre la ensalada y revuelva suavemente para combinar.
* Servir frío.

Valor nutricional (por porción):

* Calorías: 350
* Proteína: 24g
* Carbohidratos: 42g
* Fibra Dietética: 9g

* Azúcares: 2g
* Grasa: 11g
* Vitamina A: 6% VD
* Vitamina C: 10% VD
* Hierro: 20% VD

5. Ensalada de remolacha y nueces

Tiempo de cocción: 45 minutos (para asar remolacha)

Porciones: 4

Ingredientes:

* 4 remolachas medianas, asadas, peladas y cortadas en cubitos
* 2 tazas de hojas de rúcula
* 1/2 taza de queso azul desmenuzado
* 1/4 taza de nueces, tostadas y picadas
* 2 cucharadas de vinagre balsámico
* 2 cucharadas de aceite de oliva virgen extra
* Sal y pimienta para probar

Preparación:

* Precalienta tu horno a 400°F (200°C). Envuelva las remolachas individualmente en papel de aluminio y ase durante unos 40-45 minutos o hasta que estén tiernas. Déjalos enfriar, luego pélalos y pícalos.
* En una ensaladera grande, combine la remolacha asada cortada en cubitos, la rúcula, el queso azul desmenuzado y las nueces tostadas.
* En un tazón pequeño, mezcle el vinagre balsámico, el aceite de oliva, la sal y la pimienta.

* Rocíe el aderezo sobre la ensalada y revuelva suavemente para combinar.

* Servir a temperatura ambiente o frío.

Valor nutricional (por porción):

* Calorías: 280

* Proteína: 8g

* Carbohidratos: 25g

* Fibra Dietética: 7g

* Azúcares: 15g

* Grasa: 18g

* Vitamina A: 35% VD

* Vitamina C: 20% VD

* Hierro: 15% VD

Guarniciones a base de cereales y verduras

1.Mezcla de quinua y vegetales asados

Tiempo de cocción: 30 minutos

Porciones: 4

Ingredientes:

* 1 taza de quinua, enjuagada y escurrida

* 2 tazas de vegetales asados mixtos (p. ej., pimientos morrones, calabacines, zanahorias)

* 1/4 taza de hierbas frescas picadas (por ejemplo, perejil, albahaca)

* 2 cucharadas de aceite de oliva virgen extra

* Sal y pimienta para probar

* 2 cucharadas de jugo de limón (opcional)

Preparación:

*Cocine la quinua según las instrucciones del paquete y déjela enfriar.

* Mezcle las verduras asadas con aceite de oliva, sal y pimienta.

* En un tazón grande, combine la quinua cocida, las verduras asadas y las hierbas frescas picadas.

* Rocíe con jugo de limón (si lo desea) y revuelva suavemente.

* Servir tibio o a temperatura ambiente.

Valor nutricional (por porción):

* Calorías: 280

* Proteína: 7g

* Carbohidratos: 45g
* Fibra Dietética: 6g
* Azúcares: 4g
* Grasa: 9g
* Vitamina A: 60% VD
* Vitamina C: 80% VD
* Hierro: 15% VD

2. Arroz integral con limón y ajo

Tiempo de cocción: 40 minutos

Porciones: 4

Ingredientes:

* 1 taza de arroz integral
* 2 tazas de caldo de verduras
* Ralladura y jugo de 1 limón
* 2 dientes de ajo picados
* 2 cucharadas de aceite de oliva virgen extra
* Perejil fresco picado para decorar
* Sal y pimienta para probar

Preparación:

* En una cacerola mediana, combine el arroz integral y el caldo de verduras. Deje hervir, luego reduzca el fuego a bajo, cubra y cocine a fuego lento durante 35 a 40 minutos o hasta que el arroz esté tierno y se absorba el líquido.

* En un tazón pequeño, mezcle la ralladura de limón, el jugo de limón, el ajo picado, el aceite de oliva virgen extra, la sal y la pimienta.

* Revuelva el arroz cocido con un tenedor y rocíe el aderezo de limón y ajo por encima.

*Adorne con perejil fresco picado.

* Servir caliente.

Valor nutricional (por porción):

* Calorías: 220

* Proteína: 5g

* Carbohidratos: 40g

* Fibra Dietética: 3g

* Azúcares: 1g

* Grasa: 5g

* Vitamina C: 20% VD

* Hierro: 6% VD

3. Coles de Bruselas asadas con quinua

Tiempo de cocción: 30 minutos

Porciones: 4

Ingredientes:

* 1 libra de coles de Bruselas, recortadas y cortadas por la mitad

* 1 taza de quinua cocida

* 2 cucharadas de aceite de oliva

* 2 cucharadas de vinagre balsámico

* 2 dientes de ajo picados

* 1/4 taza de queso parmesano rallado

* Sal y pimienta para probar

* Hojuelas de pimiento rojo triturado para darle más picante (opcional)

Preparación:

* Precalienta tu horno a 400°F (200°C). Mezcle las coles de Bruselas con aceite de oliva, sal y pimienta. Ase durante 20-25 minutos o hasta que estén caramelizados y tiernos.

* En un tazón grande, combine las coles de Bruselas asadas, la quinua cocida, el ajo picado y el vinagre balsámico.

* Espolvoree queso parmesano rallado encima y agregue una pizca de hojuelas de pimiento rojo triturado para darle más sabor (si lo desea).

* Mezcle para combinar y servir.

Valor nutricional (por porción):

* Calorías: 240

* Proteína: 9g

* Carbohidratos: 32g

* Fibra Dietética: 7g

* Azúcares: 2g

* Grasa: 9g

* Vitamina A: 25% VD

* Vitamina C: 160% VD

* Hierro: 15% VD

4. Ensalada Mediterránea De Cuscús

Tiempo de cocción: 15 minutos

Porciones: 4

Ingredientes:

* 1 taza de cuscús

* 1 1/2 tazas de caldo de verduras

* 1 pepino, cortado en cubitos

* 1 taza de tomates cherry, cortados por la mitad
* 1/4 taza de cebolla morada, finamente picada
* 1/4 taza de aceitunas Kalamata, sin hueso y en rodajas
* 1/4 taza de queso feta desmenuzado
* 2 cucharadas de aceite de oliva virgen extra
* 2 cucharadas de jugo de limón fresco
* Hojas de albahaca fresca para decorar.
* Sal y pimienta para probar

Preparación:
* En una cacerola mediana, hierva el caldo de verduras. Agregue el cuscús, cubra y retire del fuego. Déjalo reposar durante 5 minutos, luego esponja con un tenedor y déjalo enfriar.
* En un tazón grande, combine el cuscús cocido, el pepino cortado en cubitos, los tomates cherry, la cebolla morada picada, las aceitunas Kalamata y el queso feta desmenuzado.
* En un tazón pequeño, mezcle el aceite de oliva, el jugo de limón fresco, la sal y la pimienta.
* Rocíe el aderezo sobre la ensalada y revuelva suavemente.
*Adorne con hojas de albahaca fresca.
* Servir frío.
Valor nutricional (por porción):
* Calorías: 270
* Proteína: 8g

* Carbohidratos: 40g
* Fibra Dietética: 4g
* Azúcares: 3g
* Grasa: 9g
* Vitamina A: 15% VD
* Vitamina C: 40% VD
* Hierro: 6% VD

1. Aderezo cremoso de aguacate y cilantro

Ingredientes:

* 1 aguacate maduro, pelado y sin hueso
* 1/4 taza de hojas de cilantro fresco, picadas
* 1/4 taza de yogur griego natural
* 2 cucharadas de jugo de lima
* 1 diente de ajo picado
* 2 cucharadas de aceite de oliva virgen extra
* Sal y pimienta para probar

Preparación:

* En una licuadora o procesador de alimentos, combine el aguacate, el cilantro, el yogur griego, el jugo de lima y el ajo picado.
* Mezclar hasta que esté suave.
* Con la licuadora encendida, rocíe el aceite de oliva hasta que esté bien combinado.
*Sazonar con sal y pimienta al gusto.
* Sirva como aderezo para ensaladas, salsa para verduras o salsa para pollo asado.

2. Dip de tahini y limón

Ingredientes:

* 1/4 taza de tahini
*Jugo de 1 limón
* 2 dientes de ajo picados
* 2 cucharadas de agua (ajustar al espesor deseado)

* 1 cucharada de aceite de oliva virgen extra

*Sal y comino al gusto

* Perejil fresco picado para decorar (opcional)

Preparación:

* En un bol, mezcle el tahini, el jugo de limón, el ajo picado y el agua.

* Agrega aceite de oliva virgen extra y continúa batiendo hasta que quede suave y cremoso.

*Condimentar con sal y una pizca de comino.

* Adorne con perejil fresco picado si lo desea.

* Sirva como salsa para verduras crudas, pan de pita o como aderezo para tazones de cereales.

3. Hummus de pimiento rojo asado

Ingredientes:

* 1 lata (15 oz) de garbanzos, escurridos y enjuagados

* 1/2 taza de pimientos rojos asados, escurridos y picados

* 2 cucharadas de tahini

* 2 cucharadas de jugo de limón

* 2 dientes de ajo picados

* 2 cucharadas de aceite de oliva virgen extra

* 1/2 cucharadita de comino molido

*Sal y pimentón al gusto

Preparación:

* En un procesador de alimentos, combine los garbanzos, los pimientos rojos asados, el tahini, el jugo de limón, el ajo picado, el aceite de oliva virgen extra, el comino molido, la sal y el pimentón.

* Licue hasta que quede suave y cremoso, raspando los lados del tazón según sea necesario.

* Ajuste la sazón al gusto con sal adicional, jugo de limón o pimentón.

* Sirva como salsa con verduras frescas, pan de pita o para untar en sándwiches y wraps.

4. Vinagreta balsámica de Dijon

Ingredientes:

* 3 cucharadas de vinagre balsámico

* 2 cucharadas de mostaza Dijon

* 1 diente de ajo picado

* 1/4 taza de aceite de oliva extra virgen

* 1 cucharadita de miel o jarabe de arce (opcional para endulzar)

* Sal y pimienta para probar

Preparación:

* En un tazón pequeño, mezcle el vinagre balsámico, la mostaza de Dijon, el ajo picado y la miel o el jarabe de arce (si se usa).

* Rocíe lentamente el aceite de oliva virgen extra mientras bate continuamente para emulsionar el aderezo.

*Sazonar con sal y pimienta al gusto.

* Sirva sobre una ensalada verde mixta, verduras asadas o como adobo para pollo o tofu.

CAPÍTULO7: PLATOS A BASE DE PLANTAS

Comidas vegetarianas y veganas aptas para la tiroides

1. Pimientos Rellenos De Quinua Y Frijoles Negros (Vegano)

Tiempo de cocción: 45 minutos

Porciones: 4

Ingredientes:

* 4 pimientos morrones de cualquier color

* 1 taza de quinua, enjuagada y escurrida

* 1 lata (15 oz) de frijoles negros, escurridos y enjuagados

* 1 taza de granos de maíz (frescos o congelados)

* 1 taza de tomates cortados en cubitos (enlatados o frescos)

* 1/2 taza de cebolla morada picada

* 2 dientes de ajo picados

* 1 cucharadita de chile en polvo

* 1/2 cucharadita de comino

* Sal y pimienta para probar

* 1 taza de caldo de verduras

* 1/2 taza de queso rallado vegano (opcional)

* Cilantro fresco picado para decorar

Preparación:

* Precalienta tu horno a 375°F (190°C).

* Cortar la parte superior de los pimientos morrones y quitarles las semillas y las membranas.

* En un tazón grande, combine la quinua, los frijoles negros, el maíz, los tomates cortados en cubitos, la cebolla morada, el ajo picado, el chile en polvo, el comino, la sal y la pimienta.

* Rellena cada pimiento morrón con la mezcla de quinua.

* Coloque los pimientos rellenos en una fuente para horno y vierta el caldo de verduras en el fondo de la fuente.

*Cubra con papel aluminio y hornee por 30-35 minutos o hasta que los pimientos estén tiernos.

* Opcionalmente, espolvorea queso rallado vegano encima durante los últimos 5 minutos de horneado.

*Adorne con cilantro fresco picado antes de servir.

Valor nutricional (por porción):

* Calorías: 350

* Proteína: 12g

* Carbohidratos: 65g

* Fibra Dietética: 12g

* Azúcares: 5g

* Grasa: 5g

* Vitamina A: 120% VD

* Vitamina C: 220% VD

* Hierro: 20% VD

2. Salteado de lentejas y verduras (vegano)

Tiempo de cocción: 30 minutos

Porciones: 4

Ingredientes:

* 1 taza de lentejas verdes o marrones, enjuagadas y escurridas

* 2 tazas de caldo de verduras

* 2 cucharadas de salsa de soja (o tamari para sin gluten)

* 1 cucharada de vinagre de arroz

* 1 cucharada de aceite de sésamo

* 1 cucharada de aceite de oliva

* 1 taza de floretes de brócoli

* 1 taza de pimiento morrón en tiras (cualquier color)

* 1 taza de zanahorias en rodajas

* 1 taza de guisantes

* 2 dientes de ajo picados

* 1 cucharadita de jengibre picado

* Hojuelas de pimiento rojo (opcional para picante)

* Arroz integral cocido o quinua para servir

Preparación:

* En una cacerola mediana, hierva las lentejas y el caldo de verduras. Reduzca el fuego, cubra y cocine a fuego lento durante 20-25 minutos o hasta que las lentejas estén tiernas.

* En un tazón pequeño, mezcle la salsa de soja, el vinagre de arroz y el aceite de sésamo.

* Calienta el aceite de oliva en una sartén grande o en un wok a fuego medio-alto. Agregue brócoli, pimientos

morrones, zanahorias, guisantes, ajo picado, jengibre picado y hojuelas de pimiento rojo (si se usa).

*Sofríe durante 5-7 minutos o hasta que las verduras estén tiernas y crujientes.

* Agrega las lentejas cocidas y la mezcla de salsa de soja a la sartén. Sofría durante 2-3 minutos más.

* Sirva sobre arroz integral cocido o quinua.

Valor nutricional (por porción, excluyendo arroz/quinua):

* Calorías: 220

* Proteína: 12g

* Carbohidratos: 30g

* Fibra Dietética: 9g

* Azúcares: 4g

* Grasa: 5g

* Vitamina A: 80% VD

* Vitamina C: 120% VD

* Hierro: 15% VD

3. Curry de batata y garbanzos (vegano)

Tiempo de cocción: 35 minutos

Porciones: 4

Ingredientes:

* 2 cucharadas de aceite de coco

* 1 cebolla picada

* 2 dientes de ajo picados

* 1 cucharada de jengibre picado

* 2 cucharaditas de curry en polvo

* 1 cucharadita de comino molido

* 1 cucharadita de cilantro molido
* 1/2 cucharadita de cúrcuma
* 1/4 cucharadita de pimienta de cayena (ajustar al gusto)
* 2 batatas medianas, peladas y cortadas en cubitos
* 1 lata (15 oz) de garbanzos, escurridos y enjuagados
* 1 lata (14 oz) de tomates cortados en cubitos
* 1 lata (13,5 oz) de leche de coco
* Sal y pimienta para probar
* Cilantro fresco picado para decorar
* Arroz integral cocido o pan naan para servir

Preparación:

* En una sartén u olla grande, calienta el aceite de coco a fuego medio. Agregue la cebolla picada, el ajo picado y el jengibre picado. Saltee durante 2-3 minutos hasta que esté fragante.

* Agregue el curry en polvo, el comino molido, el cilantro molido, la cúrcuma y la pimienta de cayena. Cocine por otros 1-2 minutos.

* Agregue batatas cortadas en cubitos, garbanzos, tomates cortados en cubitos y leche de coco. Revuelve para combinar.

* Lleve la mezcla a fuego lento, cubra y cocine durante 20-25 minutos o hasta que los camotes estén tiernos.

*Sazonar con sal y pimienta al gusto.

* Sirva sobre arroz integral cocido o con pan naan, adornado con cilantro fresco picado.

Valor nutricional (por porción, excluyendo arroz/naan):
* Calorías: 350
* Proteína: 9g
* Carbohidratos: 47g
* Fibra Dietética: 10g
* Azúcares: 10g
* Grasa: 16g
* Vitamina A: 360% VD
* Vitamina C: 30% VD
* Hierro: 20% VD

4. Ensalada de espinacas y garbanzos con aderezo de limón y tahini (vegana)

Tiempo de cocción: 15 minutos

Porciones: 4

Ingredientes:
* 8 tazas de hojas de espinacas frescas
* 1 lata (15 oz) de garbanzos, escurridos y enjuagados
* 1/2 cebolla morada, en rodajas finas
* 1 taza de tomates cherry, cortados por la mitad
* 1/4 taza de perejil fresco picado
* 1/4 taza de menta fresca picada
* 1/4 taza de tahini
* 2 cucharadas de jugo de limón
* 1 diente de ajo picado
* 2 cucharadas de agua (ajustar hasta obtener la consistencia deseada)
* Sal y pimienta para probar

Preparación:

* En una ensaladera grande, combine las hojas de espinaca fresca, los garbanzos, la cebolla morada en rodajas finas, los tomates cherry, el perejil fresco picado y la menta fresca picada.

* En un tazón pequeño, mezcle el tahini, el jugo de limón, el ajo picado, el agua, la sal y la pimienta hasta que quede suave.

* Rocíe el aderezo de limón y tahini sobre la ensalada y revuelva suavemente para cubrirla.

* Servir inmediatamente.

Valor nutricional (por porción):

* Calorías: 250

* Proteína: 10g

* Carbohidratos: 30g

* Fibra Dietética: 8g

* Azúcares: 3g

* Grasa: 11g

* Vitamina A: 180% VD

* Vitamina C: 60% VD

* Hierro: 20% VD

Recetas vegetales repletas de proteínas

Pimientos Rellenos De Quinua Y Garbanzos (Vegano)

Tiempo de cocción: 45 minutos

Porciones: 4

Ingredientes:

* 4 pimientos morrones de cualquier color
* 1 taza de quinua, enjuagada y escurrida
* 1 lata (15 oz) de garbanzos, escurridos y enjuagados
* 1 taza de tomates cortados en cubitos (enlatados o frescos)
* 1/2 taza de cebolla morada picada
* 2 dientes de ajo picados
* 1 cucharadita de comino molido
* 1/2 cucharadita de pimentón
* Sal y pimienta para probar
* 1 taza de caldo de verduras
* Perejil fresco picado para decorar

Preparación:

* Precalienta tu horno a 375°F (190°C).
* Cortar la parte superior de los pimientos morrones y quitarles las semillas y las membranas.
* En un tazón grande, combine la quinua, los garbanzos, los tomates cortados en cubitos, la cebolla morada, el ajo picado, el comino molido, el pimentón, la sal y la pimienta.
* Rellena cada pimiento morrón con la mezcla de quinua y garbanzos.
* Coloque los pimientos rellenos en una fuente para horno y vierta el caldo de verduras en el fondo de la fuente.

*Cubra con papel aluminio y hornee por 30-35 minutos o hasta que los pimientos estén tiernos.

*Adorne con perejil fresco picado antes de servir.

Valor nutricional (por porción):

* Calorías: 350

* Proteína: 13g

* Carbohidratos: 64g

* Fibra Dietética: 11g

* Azúcares: 6g

* Grasa: 5g

* Vitamina A: 150% VD

* Vitamina C: 220% VD

* Hierro: 20% VD

2. Salteado de lentejas y verduras con tofu (vegano)

Tiempo de cocción: 30 minutos

Porciones: 4

Ingredientes:

* 1 taza de lentejas verdes o marrones, enjuagadas y escurridas

* 2 tazas de caldo de verduras

* 2 cucharadas de salsa de soja (o tamari para sin gluten)

* 1 cucharada de vinagre de arroz

* 1 cucharada de aceite de sésamo

* 1 cucharada de aceite de oliva

* 1 taza de floretes de brócoli

* 1 taza de pimiento morrón en tiras (cualquier color)

* 1 taza de zanahorias en rodajas

* 1 taza de guisantes
* 2 dientes de ajo picados
* 1 cucharadita de jengibre picado
* 1/4 cucharadita de hojuelas de pimiento rojo (ajustar al gusto)
* 1 bloque (14 oz) de tofu extra firme, en cubos
* Arroz integral cocido para servir

Preparación:

* En una cacerola mediana, hierva las lentejas y el caldo de verduras. Reduzca el fuego, cubra y cocine a fuego lento durante 20-25 minutos o hasta que las lentejas estén tiernas.

* En un tazón pequeño, mezcle la salsa de soja, el vinagre de arroz y el aceite de sésamo.

* Calienta el aceite de oliva en una sartén grande o en un wok a fuego medio-alto. Agregue el brócoli, los pimientos morrones, las zanahorias, los guisantes, el ajo picado, el jengibre picado y las hojuelas de pimiento rojo.

*Sofríe durante 5-7 minutos o hasta que las verduras estén tiernas y crujientes.

* Empuje las verduras a un lado de la sartén y agregue el tofu en cubos al otro lado. Cocine durante 2-3 minutos por lado hasta que esté ligeramente dorado.

* Agrega las lentejas cocidas y la mezcla de salsa de soja a la sartén. Sofría durante 2-3 minutos más.

* Servir sobre arroz integral cocido.

Valor nutricional (por porción, excluyendo arroz):

* Calorías: 320
* Proteína: 20g
* Carbohidratos: 41g
* Fibra Dietética: 13g
* Azúcares: 7g
* Grasa: 10g
* Vitamina A: 80% VD
* Vitamina C: 160% VD
* Hierro: 20% VD

3. Curry picante de garbanzos y espinacas (vegano)

Tiempo de cocción: 30 minutos
Porciones: 4
Ingredientes:
* 2 cucharadas de aceite de coco
* 1 cebolla picada
* 2 dientes de ajo picados
* 1 cucharada de jengibre picado
* 2 cucharaditas de curry en polvo
* 1 cucharadita de comino molido
* 1 cucharadita de cilantro molido
* 1/2 cucharadita de cúrcuma
* 1/4 cucharadita de pimienta de cayena (ajustar al gusto)
* 2 latas (15 oz cada una) de garbanzos, escurridos y enjuagados
* 2 tazas de tomates picados (enlatados o frescos)
* 4 tazas de hojas de espinacas frescas

* 1 lata (13,5 oz) de leche de coco
* Sal y pimienta para probar
* Cilantro fresco picado para decorar
* Arroz integral cocido o pan naan para servir
Preparación:
* En una sartén u olla grande, calienta el aceite de coco a fuego medio. Agregue la cebolla picada, el ajo picado y el jengibre picado. Saltee durante 2-3 minutos hasta que esté fragante.
* Agregue el curry en polvo, el comino molido, el cilantro molido, la cúrcuma y la pimienta de cayena. Cocine por otros 1-2 minutos.
* Agrega los garbanzos, los tomates picados y las hojas de espinacas frescas. Revuelve para combinar.
* Vierta la leche de coco y cocine a fuego lento durante 10-15 minutos, revolviendo ocasionalmente.
*Sazonar con sal y pimienta al gusto.
* Sirva sobre arroz integral cocido o con pan naan, adornado con cilantro fresco picado.
Valor nutricional (por porción, excluyendo arroz/naan):
* Calorías: 380
* Proteína: 12g
* Carbohidratos: 40g
* Fibra Dietética: 12g
* Azúcares: 10g
* Grasa: 21g
* Vitamina A: 120% VD

* Vitamina C: 50% VD
* Hierro: 25% VD

4. Ensalada de garbanzos y quinua con aderezo de limón y tahini (vegana)

Tiempo de cocción: 20 minutos

Porciones: 4

Ingredientes:

* 1 taza de quinua, enjuagada y escurrida
* 2 tazas de caldo de verduras
* 1 lata (15 oz) de garbanzos, escurridos y enjuagados
* 1/2 pepino, cortado en cubitos
* 1 taza de tomates cherry, cortados por la mitad
* 1/4 taza de cebolla morada picada
* 1/4 taza de perejil fresco picado
* 1/4 taza de menta fresca picada
* 1/4 taza de tahini
* 2 cucharadas de jugo de limón
* 1 diente de ajo picado
* 2 cucharadas de agua (ajustar hasta obtener la consistencia deseada)
* Sal y pimienta para probar

Preparación:

* En una cacerola mediana, hierva la quinua y el caldo de verduras. Reduzca el fuego, cubra y cocine a fuego lento durante 15 a 20 minutos o hasta que la quinua esté cocida y se absorba el líquido.
* En una ensaladera grande, combine la quinua cocida, los garbanzos, el pepino cortado en cubitos, los tomates

cherry, la cebolla morada cortada en cubitos, el perejil fresco picado y la menta fresca picada.

* En un tazón pequeño, mezcle el tahini, el jugo de limón, el ajo picado, el agua, la sal y la pimienta hasta que quede suave.

* Rocíe el aderezo de limón y tahini sobre la ensalada y revuelva suavemente para cubrirla.

* Servir inmediatamente.

Valor nutricional (por porción):

* Calorías: 320

* Proteína: 10g

* Carbohidratos: 45g

* Fibra Dietética: 8g

* Azúcares: 4g

* Grasa: 14g

* Vitamina A: 50% VD

* Vitamina C: 30% VD

* Hierro: 20% VD

Creaciones de tofu y tempeh

1.Salteado De Tofu Teriyaki

Tiempo de cocción: 30 minutos

Porciones: 4

Ingredientes:

* 1 bloque (14 oz) de tofu extra firme, prensado y en cubos

* 2 cucharadas de salsa de soja (o tamari para sin gluten)

* 2 cucharadas de vinagre de arroz
* 2 cucharadas de jarabe de arce
* 1 cucharada de aceite de sésamo
* 1 cucharada de maicena
* 2 cucharadas de aceite vegetal
* 1 pimiento rojo, rebanado
* 1 pimiento amarillo, rebanado
* 1 taza de floretes de brócoli
* 1 taza de guisantes
* 2 dientes de ajo picados
* Arroz integral cocido para servir
* Semillas de sésamo y cebollas verdes picadas para decorar.

Preparación:

* En un tazón, mezcle la salsa de soja, el vinagre de arroz, el jarabe de arce, el aceite de sésamo y la maicena para hacer la salsa teriyaki. Dejar de lado.

* Calienta el aceite vegetal en una sartén grande o en un wok a fuego medio-alto. Agregue el tofu en cubos y cocine hasta que todos los lados estén dorados. Retire el tofu de la sartén y reserve.

* En la misma sartén, agregue los pimientos morrones en rodajas, los floretes de brócoli, los guisantes y el ajo picado. Sofríe durante 5 a 7 minutos hasta que las verduras estén tiernas y crujientes.

* Regrese el tofu cocido a la sartén y vierta la salsa teriyaki sobre el tofu y las verduras.

* Sofríe durante 2-3 minutos más hasta que la salsa espese y cubra todo.

* Sirva sobre arroz integral cocido y decore con semillas de sésamo y cebollas verdes picadas.

Valor nutricional (por porción, excluyendo arroz):

* Calorías: 280

* Proteína: 12g

* Carbohidratos: 20g

* Fibra Dietética: 4g

* Azúcares: 9g

* Grasa: 18g

* Vitamina A: 90% VD

* Vitamina C: 220% VD

* Hierro: 15% VD

2. Brochetas de tempeh y verduras

Tiempo de cocción: 25 minutos

Porciones: 4

Ingredientes:

* 1 paquete (8 oz) de tempeh, cortado en cubos

* 2 pimientos morrones (de cualquier color), cortados en trozos

* 1 cebolla morada, cortada en trozos

* 1 calabacín cortado en rodajas

* 1/4 taza de aceite de oliva

* 2 cucharadas de vinagre balsámico

* 2 dientes de ajo picados

* 1 cucharadita de orégano seco

* Sal y pimienta para probar

* Brochetas de madera, remojadas en agua durante 30 minutos
* Gajos de limón para servir

Preparación:
* En un tazón, mezcle el aceite de oliva, el vinagre balsámico, el ajo picado, el orégano seco, la sal y la pimienta para hacer la marinada.
* Ensarte los cubos de tempeh, los trozos de pimiento morrón, los trozos de cebolla morada y las rodajas de calabacín en las brochetas de madera empapadas.
* Unte las brochetas con la marinada.
*Precalienta una parrilla o sartén grill a fuego medio-alto. Ase los kebabs durante 3-4 minutos por lado o hasta que tengan marcas de parrilla y estén completamente calientes.
* Sirva con rodajas de limón para exprimir sobre las brochetas.
Valor nutricional (por porción):
* Calorías: 260
* Proteína: 13g
* Carbohidratos: 17g
* Fibra Dietética: 3g
* Azúcares: 6g
* Grasa: 16g
* Vitamina A: 40% VD

* Vitamina C: 170% VD

* Hierro: 15% VD

3. Champiñones Rellenos De Tofu Y Espinacas

Tiempo de cocción: 30 minutos

Porciones: 4

Ingredientes:

* 12 tapas de champiñones grandes, sin tallos

* 1 bloque (14 oz) de tofu extra firme, desmenuzado

* 2 tazas de espinacas frescas, picadas

* 1/4 taza de levadura nutricional

* 1/4 taza de pan rallado (sin gluten si lo desea)

* 1/4 taza de perejil fresco picado

* 2 dientes de ajo picados

* 2 cucharadas de aceite de oliva

* Sal y pimienta para probar

Preparación:

* Precalienta tu horno a 375°F (190°C).

*En una sartén, calienta el aceite de oliva a fuego medio. Agrega el ajo picado y las espinacas picadas. Saltee durante 2-3 minutos hasta que las espinacas se ablanden.

* En un tazón, combine el tofu desmenuzado, las espinacas y el ajo salteados, la levadura nutricional, el pan rallado, el perejil picado, la sal y la pimienta. Mezclar hasta que esté bien combinado.

* Rellena cada cabeza de champiñones con la mezcla de tofu y espinacas.

* Coloque los champiñones rellenos en una bandeja para hornear y hornee durante 20-25 minutos o hasta que los champiñones estén tiernos y el relleno dorado.
* Servir como aperitivo o guarnición.

Valor nutricional (por porción):
* Calorías: 190
* Proteína: 14g
* Carbohidratos: 12g
* Fibra Dietética: 4g
* Azúcares: 2g
* Grasa: 11g
* Vitamina A: 90% VD
* Vitamina C: 20% VD
* Hierro: 20% VD

4. Curry de coco y tofu y brócoli

Tiempo de cocción: 35 minutos

Porciones: 4

Ingredientes:
* 1 bloquc (14 oz) de tofu extra firme, en cubos
* 1 cucharada de aceite vegetal
* 1 cebolla picada
* 2 dientes de ajo picados
* 1 cucharada de jengibre picado
* 2 cucharadas de pasta de curry rojo
* 1 lata (13,5 oz) de leche de coco
* 2 tazas de floretes de brócoli
* 1 pimiento rojo, rebanado
* 1 zanahoria, cortada en rodajas

* 2 cucharadas de salsa de soja (o tamari para sin gluten)
* 1 cucharada de azúcar moreno
* Zumo de 1 lima
* Arroz jazmín cocido para servir
*Hojas de cilantro fresco para decorar

Preparación:

* En una sartén grande o wok, calienta el aceite vegetal a fuego medio-alto. Agregue el tofu en cubos y cocine hasta que todos los lados estén dorados. Retire el tofu de la sartén y reserve.

* En la misma sartén, agrega la cebolla picada, el ajo picado y el jengibre picado. Saltee durante 2-3 minutos hasta que esté fragante.

* Agregue la pasta de curry rojo y cocine por 1-2 minutos más.

* Vierta la leche de coco y agregue los floretes de brócoli, el pimiento rojo en rodajas y las rodajas de zanahoria. Cocine a fuego lento durante 10 a 15 minutos hasta que las verduras estén tiernas.

* Regrese el tofu cocido a la sartén.

* Agregue la salsa de soja, el azúcar moreno y el jugo de lima. Cocine por 2-3 minutos más.

* Sirva sobre arroz jazmín cocido, adornado con hojas de cilantro fresco.

Valor nutricional (por porción, excluyendo arroz):

* Calorías: 380
* Proteína: 13g
* Carbohidratos: 15g

* Fibra Dietética: 4g
* Azúcares: 6g
* Grasa: 30g
* Vitamina A: 150% VD
* Vitamina C: 140% VD
* Hierro: 20% VD

CAPÍTULO8: CARNE Y AVES

Platos magros de carne y aves.

1.Pechuga De Pollo A La Parrilla Con Limón Y Hierbas

Tiempo de cocción: 25 minutos

Porciones: 4

Ingredientes:

* 4 pechugas de pollo deshuesadas y sin piel
* 2 cucharadas de aceite de oliva
* 2 cucharadas de jugo de limón fresco
* 2 dientes de ajo picados
* 1 cucharadita de orégano seco
* 1 cucharadita de tomillo seco
* Sal y pimienta para probar
* Gajos de limón para servir
* Perejil fresco para decorar (opcional)

Preparación:

* En un tazón, mezcle el aceite de oliva, el jugo de limón fresco, el ajo picado, el orégano seco, el tomillo seco, la sal y la pimienta para crear la marinada.

* Coloque las pechugas de pollo en una bolsa de plástico con cierre y vierta la marinada sobre ellas. Selle la bolsa y refrigere durante al menos 15 minutos o hasta 4 horas para obtener un mejor sabor.

* Precalienta tu parrilla a fuego medio-alto y engrasa ligeramente las parrillas.

* Ase las pechugas de pollo durante 6 a 8 minutos por lado o hasta que alcancen una temperatura interna de 165 °F (74 °C) y ya no estén rosadas en el centro.

* Sirve con rodajas de limón y decora con perejil fresco, si lo deseas.

Valor nutricional (por porción):

* Calorías: 180

* Proteína: 26g

* Carbohidratos: 2g

* Fibra Dietética: 0g

* Azúcares: 0g

* Grasa: 8g

* Vitamina A: 2% VD

* Vitamina C: 10% VD

* Hierro: 6% VD

2. Pimientos Rellenos De Pavo Y Quinua

Tiempo de cocción: 50 minutos

Porciones: 4

Ingredientes:

* 4 pimientos morrones de cualquier color

* 1 libra de pavo molido magro

* 1 taza de quinua, enjuagada y escurrida

* 1 lata (15 oz) de tomates cortados en cubitos

* 1/2 taza de cebolla picada

* 2 dientes de ajo picados

* 1 cucharadita de chile en polvo

* 1/2 cucharadita de comino
* Sal y pimienta para probar
* 1 taza de caldo de pollo bajo en sodio
* 1/2 taza de queso cheddar bajo en grasa rallado (opcional)
*Hojas de cilantro fresco para decorar (opcional)
Preparación:
* Precalienta tu horno a 375°F (190°C).
* Cortar la parte superior de los pimientos morrones y quitarles las semillas y las membranas.
* En una sartén grande, dore el pavo molido a fuego medio-alto hasta que ya no esté rosado y desmenúcelo mientras se cocina. Escurrir el exceso de grasa.
* Agregue la quinua, los tomates cortados en cubitos, la cebolla picada, el ajo picado, el chile en polvo, el comino, la sal y la pimienta.
* Rellena cada pimiento morrón con la mezcla de pavo y quinua.
* Coloque los pimientos rellenos en una fuente para horno y vierta el caldo de pollo en el fondo de la fuente.
*Cubra con papel aluminio y hornee por 35-40 minutos o hasta que los pimientos estén tiernos.
* Opcionalmente, espolvorea queso cheddar rallado encima durante los últimos 5 minutos de horneado.
*Adorne con hojas de cilantro fresco antes de servir.
Valor nutricional (por porción, excluyendo queso):
* Calorías: 280
* Proteína: 25g

* Carbohidratos: 34g
* Fibra Dietética: 6g
* Azúcares: 7g
* Grasa: 4g
* Vitamina A: 120% VD
* Vitamina C: 380% VD
* Hierro: 20% VD

3. Filetes de salmón glaseados con balsámico

Tiempo de cocción: 20 minutos

Porciones: 4

Ingredientes:

* 4 filetes de salmón (aproximadamente 4 oz cada uno), sin piel
* 1/4 taza de vinagre balsámico
* 2 cucharadas de miel
* 2 dientes de ajo picados
* 1 cucharadita de mostaza Dijon
* Sal y pimienta para probar
* Hojas de albahaca fresca para decorar.

Preparación:

* En una cacerola pequeña, mezcle el vinagre balsámico, la miel, el ajo picado, la mostaza de Dijon, la sal y la pimienta. Deje hervir a fuego medio y cocine durante 5-7 minutos hasta que la mezcla se espese y forme un glaseado.

* Precalienta tu horno a 400°F (200°C).

* Coloque los filetes de salmón en una bandeja para hornear forrada con papel pergamino.

* Unte los filetes de salmón con el glaseado balsámico y reserve un poco para servir.

* Hornee durante 12-15 minutos o hasta que el salmón se desmenuce fácilmente con un tenedor.

* Sirva rociado con el glaseado balsámico restante y decore con hojas de albahaca fresca.

Valor nutricional (por porción):

* Calorías: 250

* Proteína: 24g

* Carbohidratos: 10g

* Fibra Dietética: 0g

* Azúcares: 9g

* Grasa: 12g

* Vitamina A: 2% VD

* Vitamina C: 0% VD

* Hierro: 4% VD

4. Chuletas de pavo a la parrilla con hierbas y limón

Tiempo de cocción: 20 minutos

Porciones: 4

Ingredientes:

* 4 chuletas de pavo (aproximadamente 4 oz cada una)

* 2 cucharadas de aceite de oliva

* 2 cucharadas de jugo de limón fresco

* 1 cucharada de albahaca fresca picada

* 1 cucharada de perejil fresco picado

* 2 dientes de ajo picados

* Sal y pimienta para probar

* Gajos de limón para servir
* Hojas de albahaca fresca para decorar (opcional)
Preparación:
* En un tazón, mezcle el aceite de oliva, el jugo de limón fresco, la albahaca fresca picada, el perejil fresco picado, el ajo picado, la sal y la pimienta para crear la marinada.
* Coloque las chuletas de pavo en una bolsa de plástico con cierre y vierta la marinada sobre ellas. Selle la bolsa y refrigere durante al menos 15 minutos o hasta 4 horas para obtener un mejor sabor.
* Precalienta tu parrilla a fuego medio-alto y engrasa ligeramente las parrillas.
* Ase las chuletas de pavo durante 3 a 4 minutos por lado o hasta que alcancen una temperatura interna de 165 °F (74 °C) y ya no estén rosadas en el centro.
* Sirve con rodajas de limón y decora con hojas de albahaca fresca, si lo deseas.
Valor nutricional (por porción):
* Calorías: 180
* Proteína: 26g
* Carbohidratos: 2g
* Fibra Dietética: 0g
* Azúcares: 0g
* Grasa: 7g
* Vitamina A: 4% VD
* Vitamina C: 8% VD
* Hierro: 4% VD

Opciones de mariscos ricos en nutrientes para la tiroides.

1. Salmón Al Horno Con Eneldo Y Limón

Tiempo de cocción: 20 minutos

Porciones: 4

Ingredientes:

* 4 filetes de salmón (aproximadamente 4 oz cada uno)

* 2 cucharadas de aceite de oliva

* 2 cucharadas de jugo de limón fresco

* 2 dientes de ajo picados

* 1 cucharada de eneldo fresco, picado

* Sal y pimienta para probar

* Gajos de limón para servir

* Ramitas de eneldo fresco para decorar (opcional)

Preparación:

* Precalienta tu horno a 375°F (190°C).

* Coloque los filetes de salmón en una bandeja para hornear forrada con papel pergamino.

* En un tazón pequeño, mezcle el aceite de oliva, el jugo de limón fresco, el ajo picado, el eneldo fresco picado, la sal y la pimienta para crear la marinada.

* Unte los filetes de salmón con la marinada.

* Hornee durante 15-18 minutos o hasta que el salmón se desmenuce fácilmente con un tenedor.

* Sirva con rodajas de limón y decore con ramitas de eneldo fresco, si lo desea.

Valor nutricional (por porción):

* Calorías: 260

* Proteína: 27g

* Carbohidratos: 1g

* Fibra Dietética: 0g

* Azúcares: 0g

* Grasa: 16g

* Vitamina A: 4% VD

* Vitamina C: 10% VD

* Hierro: 4% VD

2. Filetes de atún a la parrilla con glaseado de sésamo y jengibre

Tiempo de cocción: 15 minutos

Porciones: 4

Ingredientes:

* 4 filetes de atún (aproximadamente 4 oz cada uno)

* 2 cucharadas de salsa de soja (o tamari para sin gluten)

* 2 cucharadas de vinagre de arroz

* 2 cucharadas de aceite de sésamo

* 1 cucharada de miel

* 1 cucharadita de jengibre fresco, picado

* 1 diente de ajo picado

* 1 cucharada de semillas de sésamo

* Sal y pimienta para probar

*Hojas de cilantro fresco para decorar (opcional)

Preparación:

* En un tazón, mezcle la salsa de soja, el vinagre de arroz, el aceite de sésamo, la miel, el jengibre picado, el ajo picado, la sal y la pimienta para crear el glaseado.

* Coloque los filetes de atún en una bolsa de plástico con cierre y vierta el glaseado sobre ellos. Sella la bolsa y refrigera por al menos 15 minutos.

* Precalienta tu parrilla a fuego medio-alto y engrasa ligeramente las parrillas.

* Ase los filetes de atún durante 2-3 minutos por lado o hasta que estén dorados por fuera pero aún rosados por dentro.

* Espolvorea semillas de sésamo por encima durante el asado y una vez listo.

* Sirva con hojas de cilantro frescas para decorar, si lo desea.

Valor nutricional (por porción):

* Calorías: 220

* Proteína: 26g

* Carbohidratos: 6g

* Fibra Dietética: 1g

* Azúcares: 4g

* Grasa: 10g

* Vitamina A: 2% VD

* Vitamina C: 4% VD

* Hierro: 8% VD

3. Camarones y espárragos con limón y ajo

Tiempo de cocción: 15 minutos

Porciones: 4

Ingredientes:

* 1 libra de camarones grandes, pelados y desvenados

* 1 manojo de espárragos, recortados y cortados en trozos de 2 pulgadas

* 2 cucharadas de aceite de oliva

* 2 cucharadas de jugo de limón fresco

* 2 dientes de ajo picados

* Ralladura de un limón

* 1 cucharada de perejil fresco, picado

* Sal y pimienta para probar

* Gajos de limón para servir

* Ramitas de perejil fresco para decorar (opcional)

Preparación:

* En un bol, mezcle el aceite de oliva, el jugo de limón fresco, el ajo picado, la ralladura de limón, el perejil fresco picado, la sal y la pimienta.

* Coloque los camarones y los espárragos en una bolsa de plástico con cierre y vierta la marinada sobre ellos. Sella la bolsa y refrigera por al menos 15 minutos.

* Precalienta una sartén grande a fuego medio-alto.

* Agregue los camarones y los espárragos a la sartén y cocine durante 3-4 minutos por lado o hasta que los camarones se pongan rosados y opacos y los espárragos estén tiernos y crujientes.

* Sirva con rodajas de limón y decore con ramitas de perejil fresco, si lo desea.

Valor nutricional (por porción):

* Calorías: 190

* Proteína: 23g
* Carbohidratos: 5g
* Fibra dietética: 2g
* Azúcares: 2g
* Grasa: 8g
* Vitamina A: 20% VD
* Vitamina C: 40% VD
* Hierro: 20% VD

4. Bacalao glaseado con miso

Tiempo de cocción: 20 minutos

Porciones: 4

Ingredientes:

* 4 filetes de bacalao (aproximadamente 4 oz cada uno)
* 2 cucharadas de pasta de miso blanca
* 2 cucharadas de mirin (vino de arroz)
* 1 cucharada de miel
* 1 cucharada de salsa de soja baja en sodio
* 1 cucharadita de jengibre fresco, picado
* 1 diente de ajo picado
*Semillas de sésamo para decorar
* Cebollas verdes en rodajas para decorar (opcional)

Preparación:

* Precalienta tu horno a 400°F (200°C).

* En un tazón, mezcle la pasta de miso blanca, el mirin, la miel, la salsa de soja baja en sodio, el jengibre picado y el ajo picado para crear el glaseado de miso.

* Coloque los filetes de bacalao en una bandeja para horno forrada con papel pergamino.

* Unte los filetes de bacalao con el glaseado de miso.
* Hornee durante 15-18 minutos o hasta que el bacalao se desmenuce fácilmente con un tenedor.
*Espolvorear semillas de sésamo por encima durante el horneado y una vez listo.
* Sirva con cebollas verdes en rodajas para decorar, si lo desea.

Valor nutricional (por porción):
* Calorías: 190
* Proteína: 23g
* Carbohidratos: 11g
* Fibra Dietética: 0g
* Azúcares: 8g
* Grasa: 3g
* Vitamina A: 2% VD
* Vitamina C: 2% VD
* Hierro: 4% VD

Adobos y adobos que estimulan la tiroides

Adobo De Hierbas De Limón

Ingredientes:
* 1/4 taza de jugo de limón fresco
* 2 cucharadas de aceite de oliva
* 2 dientes de ajo picados
* 1 cucharada de tomillo fresco, picado
* 1 cucharada de romero fresco, picado

* Sal y pimienta para probar

Preparación:

* En un tazón, mezcle el jugo de limón fresco, el aceite de oliva, el ajo picado, el tomillo fresco picado, el romero fresco picado, la sal y la pimienta.

* Utilice esta marinada para marinar pollo, pescado o tofu durante al menos 30 minutos antes de asarlos u hornearlos.

Uso sugerido: Ideal para marinar pechugas de pollo, filetes de salmón o cubitos de tofu antes de asarlos o asarlos.

2. Frote de jengibre y cúrcuma

Ingredientes:

* 2 cucharadas de jengibre molido

* 1 cucharada de cúrcuma molida

* 1 cucharadita de comino molido

* 1 cucharadita de pimentón

* 1/2 cucharadita de pimienta negra molida

* 1/2 cucharadita de sal marina

* 2 dientes de ajo picados

* 2 cucharadas de aceite de oliva (para mezclar)

Preparación:

* En un tazón, combine el jengibre molido, la cúrcuma molida, el comino molido, el pimentón, la pimienta negra molida, la sal marina, el ajo picado y el aceite de oliva para crear una pasta.

* Frote generosamente esta mezcla sobre pollo, camarones o chuletas de cerdo antes de asar o dorar.

Uso sugerido: Perfecto para untar muslos de pollo, camarones o chuletas de cerdo antes de cocinarlos para darle un toque de sabor.

3. Adobo de romero y mostaza de Dijon

Ingredientes:

* 2 cucharadas de romero fresco, picado

* 2 cucharadas de mostaza Dijon

* 1/4 taza de aceite de oliva

* 2 dientes de ajo picados

* 2 cucharadas de jugo de limón

* Sal y pimienta para probar

Preparación:

* En un bol, mezcle el romero fresco, la mostaza de Dijon, el aceite de oliva, el ajo picado, el jugo de limón, la sal y la pimienta.

* Utilice esta marinada para marinar chuletas de cordero, pollo o verduras durante al menos 30 minutos antes de asarlas o asarlas.

Uso sugerido: Ideal para marinar chuletas de cordero, muslos de pollo o una mezcla de tus vegetales favoritos antes de asarlos.

4. Frote seco de cítricos y hierbas

Ingredientes:

* Ralladura de un limón

* Ralladura de una naranja

* 2 cucharadas de hojas frescas de tomillo

* 2 cucharadas de hojas frescas de romero
* 1 cucharada de cilantro molido
* 1 cucharada de pimentón ahumado
* 1 cucharadita de sal marina
* 1/2 cucharadita de pimienta negra molida

Preparación:

* En un tazón, combine la ralladura de limón, la ralladura de naranja, las hojas frescas de tomillo, las hojas frescas de romero, el cilantro molido, el pimentón ahumado, la sal marina y la pimienta negra molida para crear una masa seca.

* Frote generosamente esta mezcla sobre pollo, pescado o cerdo antes de asarlos, hornearlos o dorarlos en una sartén.

Uso sugerido: Perfecto para untar sobre alitas de pollo, filetes de salmón o lomo de cerdo para obtener una explosión de sabores cítricos y herbáceos.

CAPÍTULO9: BOCADILLOS Y PEQUEÑOS BOCADILLOS

Mezclas de nueces y semillas

1. Bocaditos energéticos de almendras y dátiles

Ingredientes:

* 1 taza de almendras, crudas y sin sal
* 1 taza de dátiles sin hueso
* 1/4 taza de semillas de chía
* 1/4 taza de coco rallado sin azúcar
* 1 cucharadita de extracto de vainilla
* Una pizca de sal

Preparación:

* En un procesador de alimentos, licúa las almendras hasta alcanzar una textura gruesa.

* Agrega los dátiles sin hueso, las semillas de chía, el coco rallado, el extracto de vainilla y una pizca de sal al procesador de alimentos.

* Procesa la mezcla hasta formar una masa pegajosa.

* Enrolle la masa en bolas o cuadrados del tamaño de un bocado.

*Coloca los bocados en un recipiente hermético y guárdalos en el refrigerador hasta por dos semanas.

2. Bocaditos crujientes de anacardos y arándanos

Ingredientes:

* 1 taza de anacardos, crudos y sin sal

* 1/2 taza de arándanos secos

* 1/4 taza de semillas de calabaza

* 1/4 taza de semillas de girasol

* 1 cucharada de miel o jarabe de arce

* 1/2 cucharadita de canela

* Una pizca de sal

Preparación:

* En un procesador de alimentos, presione los anacardos hasta que estén picados en trozos grandes.

* Agrega los arándanos secos, las semillas de calabaza, las semillas de girasol, la miel o el jarabe de arce, la canela y una pizca de sal al procesador de alimentos.

* Procesa la mezcla hasta que empiece a unirse.

* Enrolle la mezcla en bolitas del tamaño de un bocado o déles forma de cuadrados.

* Dejar reposar los bocados en el frigorífico durante unos 30 minutos.

* Guárdelo en un recipiente hermético en el refrigerador hasta por dos semanas.

3. Bocaditos de nueces con sésamo y miel

Ingredientes:

* 1 taza de nueces mixtas (como almendras, nueces y nueces), crudas y sin sal

* 1/4 taza de semillas de sésamo

* 2 cucharadas de miel

* 1/2 cucharadita de extracto de vainilla

* Una pizca de sal

Preparación:

* En un procesador de alimentos, presione las nueces mixtas hasta que estén finamente picadas.

* Agrega las semillas de sésamo, la miel, el extracto de vainilla y una pizca de sal al procesador de alimentos.

* Procesa la mezcla hasta formar una masa pegajosa.

* Enrolle la masa en bolas o cuadrados del tamaño de un bocado.

* Dejar reposar los bocados en el frigorífico durante unos 30 minutos.

* Almacenar en un recipiente hermético a temperatura ambiente hasta por dos semanas.

4. Bocaditos de semillas de calabaza y especias

Ingredientes:

* 1/2 taza de semillas de calabaza (pepitas), crudas y sin sal

* 1/2 taza de semillas de girasol

* 1/4 taza de orejones, picados

* 1/4 taza de miel o jarabe de arce

* 1 cucharadita de mezcla de especias de calabaza

* Una pizca de sal

Preparación:

* En un procesador de alimentos, presione las semillas de calabaza y de girasol hasta que estén picadas en trozos grandes.

* Agregue los orejones picados, la miel o el jarabe de arce, la mezcla de especias de calabaza y una pizca de sal al procesador de alimentos.

* Procesa la mezcla hasta formar una masa pegajosa.

* Enrolle la masa en bolas o cuadrados del tamaño de un bocado.

* Dejar reposar los bocados en el frigorífico durante unos 30 minutos.

* Guárdelo en un recipiente hermético en el refrigerador hasta por dos semanas.

Consejo de almacenamiento: Para mantener frescos estos bocados de nueces y semillas, guárdelos en un recipiente hermético en el refrigerador. Si desea extender su vida útil, considere congelarlos por hasta tres meses, sacando solo lo que necesita cuando esté listo para disfrutarlos.

Palitos de verduras con salsas beneficiosas para la tiroides

1.Palitos Crujientes De Zanahoria Con Hummus

Ingredientes:

* 4 zanahorias grandes, peladas y cortadas en bastones

* 1 taza de garbanzos, escurridos y enjuagados

* 2 cucharadas de tahini

* 2 cucharadas de jugo de limón

* 1 diente de ajo picado

* 2 cucharadas de aceite de oliva virgen extra

* Sal y pimienta para probar

Preparación de salsa:

* En un procesador de alimentos, combine los garbanzos, el tahini, el jugo de limón, el ajo picado y el aceite de oliva virgen extra.

* Licue hasta que quede suave, agregando un poco de agua si es necesario para alcanzar la consistencia deseada.

*Sazonar con sal y pimienta al gusto.

* Servir con palitos de zanahoria.

Valor nutricional (por porción, incluida la salsa):

* Calorías: 150

* Proteína: 5g

* Carbohidratos: 15g

* Fibra Dietética: 5g

* Azúcares: 4g

* Grasa: 9g

* Vitamina A: 250% VD

* Vitamina C: 15% VD

* Hierro: 10% VD

2. Palitos de apio crujientes con mantequilla de almendras

Ingredientes:

* 4 tallos de apio, cortados en bastones

* 1/4 taza de mantequilla de almendras
* 1 cucharada de jarabe de arce (opcional para darle dulzura)
* Una pizca de canela (opcional)
* Almendras picadas para decorar (opcional)

Preparación de salsa:

* En un tazón pequeño, mezcle la mantequilla de almendras, el jarabe de arce (si lo usa) y una pizca de canela hasta que estén bien combinados.
* Rocíe sobre los palitos de apio.
* Adorne con almendras picadas si lo desea.

Valor nutricional (por porción, incluida la salsa):

* Calorías: 180
* Proteína: 5g
* Carbohidratos: 10g
* Fibra Dietética: 4g
* Azúcares: 5g
* Grasa: 15g
* Vitamina A: 15% VD
* Vitamina C: 8% VD
* Hierro: 8% VD

3. Tiras de pimiento morrón de colores con salsa de yogur griego

Ingredientes:

* 2 pimientos morrones (de diferentes colores), cortados en tiras
* 1 taza de yogur griego
* 1 cucharada de jugo de limón

* 1 cucharadita de eneldo fresco, picado
* 1/2 cucharadita de ajo en polvo
* Sal y pimienta para probar
Preparación de salsa:
* En un tazón, combine el yogur griego, el jugo de limón, el eneldo picado, el ajo en polvo, la sal y la pimienta.
* Mezclar hasta que esté bien mezclado.
* Servir con tiras de pimiento morrón.
Valor nutricional (por porción, incluida la salsa):
* Calorías: 90
* Proteína: 7g
* Carbohidratos: 9g
* Fibra dietética: 2g
* Azúcares: 6g
* Grasa: 3g
* Vitamina A: 60% VD
* Vitamina C: 320% VD
* Hierro: 2% VD

4. Lanzas de pepino con salsa tzatziki

Ingredientes:
* 2 pepinos, cortados en tiras
* 1 taza de yogur griego
* 1/2 pepino, finamente rallado
* 1 diente de ajo picado
* 1 cucharada de eneldo fresco, picado
* 1 cucharada de jugo de limón
* Sal y pimienta para probar

Preparación de salsa:

* En un tazón, combine el yogur griego, el pepino finamente rallado, el ajo picado, el eneldo picado, el jugo de limón, la sal y la pimienta.

* Mezclar hasta que esté bien incorporado.

* Servir con pepinos.

Valor nutricional (por porción, incluida la salsa):

* Calorías: 70

* Proteína: 5g

* Carbohidratos: 7g

* Fibra Dietética: 1g

* Azúcares: 4g

* Grasa: 3g

* Vitamina A: 10% VD

* Vitamina C: 15% VD

* Hierro: 2% VD

Barritas energéticas caseras

1. Barras energéticas de dátiles y nueces

Ingredientes:

* 1 taza de dátiles, sin hueso

* 1 taza de frutos secos mixtos (almendras, anacardos y nueces)

* 1/2 taza de copos de avena

* 1/4 taza de miel o jarabe de arce

* 1/4 taza de coco rallado sin azúcar

* 1/2 cucharadita de extracto de vainilla

* Pizca de sal

Preparación:

* En un procesador de alimentos, combine los dátiles, las nueces mixtas, los copos de avena, la miel o el jarabe de arce, el coco rallado, el extracto de vainilla y una pizca de sal.

* Pulse hasta que la mezcla forme una masa pegajosa.

* Presione la mezcla en una fuente para hornear forrada y refrigere durante al menos 1 hora.

* Cortar en barritas y guardar en un recipiente hermético.

Valor nutricional (por barra):

* Calorías: 200

* Proteína: 4g

* Carbohidratos: 26g

* Fibra Dietética: 4g

* Azúcares: 16g

* Grasa: 10g

2. Barras energéticas de chocolate y mantequilla de maní

Ingredientes:

* 1 taza de dátiles, sin hueso
* 1/2 taza de maní
* 1/2 taza de copos de avena
* 1/4 taza de cacao en polvo
* 1/4 taza de mantequilla de maní natural
* 2 cucharadas de miel o jarabe de arce
* 1/2 cucharadita de extracto de vainilla
* Pizca de sal
* 1/4 taza de mini chispas de chocolate (opcional)

Preparación:

* En un procesador de alimentos, combine los dátiles, el maní, los copos de avena, el cacao en polvo, la mantequilla de maní, la miel o el jarabe de arce, el extracto de vainilla y una pizca de sal.
* Pulse hasta que la mezcla forme una masa pegajosa.
* Si lo usa, agregue las mini chispas de chocolate.
* Presione la mezcla en una fuente para hornear forrada y refrigere durante al menos 1 hora.
* Cortar en barritas y guardar en un recipiente hermético.

Valor nutricional (por barra):

* Calorías: 220
* Proteína: 5g
* Carbohidratos: 29g
* Fibra Dietética: 4g
* Azúcares: 19g

* Grasa: 11g

3. Barritas energéticas de cereza y almendras

Ingredientes:

* 1 taza de cerezas secas
* 1 taza de almendras
* 1/2 taza de copos de avena
* 1/4 taza de mantequilla de almendras
* 2 cucharadas de miel o jarabe de arce
* 1/2 cucharadita de extracto de almendras
* Pizca de sal

Preparación:

* En un procesador de alimentos, combine las cerezas secas, las almendras, los copos de avena, la mantequilla de almendras, la miel o el jarabe de arce, el extracto de almendras y una pizca de sal.
* Pulse hasta que la mezcla forme una masa pegajosa.
* Presione la mezcla en una fuente para hornear forrada y refrigere durante al menos 1 hora.
* Cortar en barritas y guardar en un recipiente hermético.

Valor nutricional (por barra):

* Calorías: 220
* Proteína: 5g
* Carbohidratos: 26g
* Fibra Dietética: 4g
* Azúcares: 16g
* Grasa: 12g

4. Barritas energéticas de coco y semillas de chía

Ingredientes:
* 1 taza de dátiles sin hueso
* 1 taza de coco rallado sin azúcar
* 1/2 taza de almendras
* 1/4 taza de semillas de chía
* 2 cucharadas de miel o jarabe de arce
* 1/2 cucharadita de extracto de vainilla
* Pizca de sal
Preparación:
* En un procesador de alimentos, combine los dátiles sin hueso, el coco rallado, las almendras, las semillas de chía, la miel o el jarabe de arce, el extracto de vainilla y una pizca de sal.
* Pulse hasta que la mezcla forme una masa pegajosa.
* Presione la mezcla en una fuente para hornear forrada y refrigere durante al menos 1 hora.
* Cortar en barritas y guardar en un recipiente hermético.
Valor nutricional (por barra):
* Calorías: 220
* Proteína: 4g
* Carbohidratos: 29g
* Fibra Dietética: 6g
* Azúcares: 20g
* Grasa: 12g

Snacks de frutas y yogur griego

1. Parfait de yogur griego, plátano y fresa

Ingredientes:
* 1 taza de yogur griego
* 1/2 taza de fresas frescas, en rodajas
* 1/2 plátano, en rodajas
* 2 cucharadas de miel o jarabe de arce (opcional)
* 2 cucharadas de granola (opcional)

Preparación:
* En un vaso o tazón para servir, coloque capas de yogur griego, fresas en rodajas y plátano en rodajas.
* Si lo desea, rocíe con miel o jarabe de arce para darle más dulzura.
* Cubra con granola para que quede más crujiente.
* Servir inmediatamente.

Valor nutricional (por porción, sin miel/jarabe de arce ni granola):
* Calorías: 160
* Proteína: 15g
* Carbohidratos: 28g
* Fibra dietética: 2g
* Azúcares: 19g
* Grasa: 0g
* Vitamina C: 60% VD
* Calcio: 15% VD

2. Tazón de yogur griego con arándanos y almendras

Ingredientes:
* 1 taza de yogur griego

* 1/2 taza de arándanos frescos
* 2 cucharadas de almendras fileteadas
* 1 cucharada de miel o jarabe de arce (opcional)

Preparación:

*En un bol, agrega el yogur griego.

* Cubra con arándanos frescos y almendras rebanadas.

* Si lo desea, rocíe con miel o jarabe de arce para darle más dulzura.

* Revuelva suavemente para combinar.

* Servir inmediatamente.

Valor nutricional (por porción, sin miel/jarabe de arce):

* Calorías: 250
* Proteína: 15g
* Carbohidratos: 20g
* Fibra Dietética: 3g
* Azúcares: 13g
* Grasa: 14g
* Vitamina C: 10% VD
* Calcio: 25% VD

3. Parfait de yogur griego de melocotón y frambuesa

Ingredientes:

* 1 taza de yogur griego
* 1/2 taza de duraznos frescos, cortados en cubitos
* 1/2 taza de frambuesas frescas
* 2 cucharadas de almendras fileteadas
* 1 cucharada de miel o jarabe de arce (opcional)

Preparación:

* En un vaso o tazón para servir, coloque capas de yogur griego, duraznos cortados en cubitos, frambuesas frescas y almendras en rodajas.

* Si lo desea, rocíe con miel o jarabe de arce para darle más dulzura.

* Servir inmediatamente.

Valor nutricional (por porción, sin miel/jarabe de arce):

* Calorías: 260

* Proteína: 15g

* Carbohidratos: 32g

* Fibra Dietética: 7g

* Azúcares: 20g

* Grasa: 9g

* Vitamina C: 45% VD

* Calcio: 25% VD

4. Tazón de yogur griego de mango y piña

Ingredientes:

* 1 taza de yogur griego

* 1/2 taza de mango fresco en trozos

* 1/2 taza de trozos de piña fresca

* 2 cucharadas de coco rallado

* 1 cucharada de miel o jarabe de arce (opcional)

Preparación:

*En un bol, agrega el yogur griego.

* Cubra con trozos de mango fresco, trozos de piña fresca y coco rallado.

* Si lo desea, rocíe con miel o jarabe de arce para darle más dulzura.

* Revuelva suavemente para combinar.

* Servir inmediatamente.

Valor nutricional (por porción, sin miel/jarabe de arce):
* Calorías: 280
* Proteína: 16g
* Carbohidratos: 42g
* Fibra Dietética: 5g
* Azúcares: 32g
* Grasa: 7g
* Vitamina C: 160% VD
* Calcio: 20% VD

CAPÍTULO 10: BEBIDAS Y BATIDOS

Opciones de bebidas que apoyan la tiroides

1. Batido verde que estimula la tiroides

Ingredientes:

* 1 taza de hojas de espinaca

* 1/2 pepino, pelado y rebanado

* 1/2 aguacate

* 1/2 plátano

* 1 taza de leche de almendras sin azúcar

* 1 cucharada de semillas de chía

* 1 cucharadita de miel (opcional para endulzar)

* Cubitos de hielo (opcional)

Preparación:

* Coloque las hojas de espinaca, el pepino en rodajas, el aguacate, el plátano, la leche de almendras, las semillas de chía y la miel (si la usa) en una licuadora.

* Mezclar hasta que esté suave.

* Agrega cubitos de hielo si prefieres un batido más frío.

*Vierta en un vaso y sirva inmediatamente.

Valor nutricional (por porción, sin miel):

* Calorías: 220

* Proteína: 5g

* Carbohidratos: 20g
* Fibra Dietética: 10g
* Azúcares: 6g
* Grasa: 14g
* Vitamina A: 70% VD
* Vitamina C: 35% VD

2. Té de hierbas para estimular la tiroides

Ingredientes:
* 1 cucharadita de alga fucus seca
* 1 cucharadita de algas secas
* 1 taza de agua caliente
* 1 cucharadita de miel (opcional para endulzar)

Preparación:
* Coloque fucus seco y algas marinas en una tetera.
* Verter agua caliente sobre las algas.
* Deje que las algas reposen durante 5 a 10 minutos.
* Cuela el té en una taza.
* Agregue miel si lo desea para darle dulzura.
* Disfrute de su té de hierbas que apoya la tiroides.

Nota: Consulte con un profesional de la salud antes de agregar algas a su dieta, especialmente si tiene un problema de tiroides.

Valor nutricional (por porción, sin miel):
* Calorías: 5
* Proteína: 1g
* Carbohidratos: 1g
* Fibra Dietética: 0g
* Azúcares: 0g

* Grasa: 0g

* Yodo: La cantidad varía según el tipo de alga.

3. Elixir tiroideo de jengibre y cúrcuma

Ingredientes:

* Trozo de 1 pulgada de jengibre fresco, en rodajas

* 1 cucharadita de cúrcuma molida

* 1 taza de agua caliente

* 1 cucharadita de miel (opcional para endulzar)

*Jugo de medio limón

Preparación:

*Coloque las rodajas de jengibre fresco y la cúrcuma molida en una taza.

* Vierta agua caliente sobre el jengibre y la cúrcuma.

* Déjelo reposar durante 5 a 10 minutos.

* Agregue miel si lo desea para darle dulzura y jugo de limón para darle sabor.

* Revuelva bien y disfrute de su elixir de apoyo a la tiroides.

Valor nutricional (por porción, sin miel):

* Calorías: 5

* Proteína: 0g

* Carbohidratos: 1g

* Fibra Dietética: 0g

* Azúcares: 0g

* Grasa: 0g

4. Batido de coco y piña para estimular la tiroides

Ingredientes:

* 1/2 taza de leche de coco
* 1/2 taza de piña en trozos
* 1/2 plátano
* 1 cucharada de semillas de lino
* 1 cucharadita de aceite de coco
* 1/2 cucharadita de canela molida
* 1/2 cucharadita de extracto de vainilla
* Cubitos de hielo (opcional)
* 1 cucharadita de miel (opcional para endulzar)

Preparación:

* Coloca en una licuadora la leche de coco, los trozos de piña, el plátano, las semillas de linaza, el aceite de coco, la canela molida y el extracto de vainilla.

* Mezclar hasta que esté suave.

*Agregue cubitos de hielo si lo desea.

* Agrega miel si prefieres dulzura adicional.

*Vierta en un vaso y sirva inmediatamente.

Valor nutricional (por porción, sin miel):

* Calorías: 220
* Proteína: 2g
* Carbohidratos: 24g
* Fibra Dietética: 4g
* Azúcares: 14g
* Grasa: 14g
* Vitamina C: 70% VD

Recetas de batidos llenas de nutrientes

1. Batido verde potente

Ingredientes:

* 1 taza de hojas de espinaca
* 1/2 taza de hojas de col rizada, sin tallos
* 1/2 pepino, pelado y rebanado
* 1/2 manzana verde, sin corazón y picada
* 1/2 plátano
* 1 taza de leche de almendras sin azúcar
* 1 cucharada de semillas de chía
* 1 cucharadita de miel (opcional para endulzar)
* Cubitos de hielo (opcional)

Preparación:

* Coloque las hojas de espinaca, las hojas de col rizada, el pepino en rodajas, la manzana verde picada, el plátano, la leche de almendras, las semillas de chía y la miel (si se usa) en una licuadora.
* Mezclar hasta que esté suave.
* Agrega cubitos de hielo si prefieres un batido más frío.
*Vierta en un vaso y sirva inmediatamente.

Valor nutricional (por porción, sin miel):

* Calorías: 150
* Proteína: 4g
* Carbohidratos: 24g
* Fibra Dietética: 6g

* Azúcares: 10g
* Grasa: 6g
* Vitamina A: 60% VD
* Vitamina C: 70% VD

2. Batido explosivo de bayas y antioxidantes

Ingredientes:
* 1/2 taza de frutos rojos variados (fresas, arándanos, frambuesas)
* 1/2 taza de hojas de espinaca
* 1/2 plátano
* 1/2 taza de yogur griego
* 1/2 taza de leche de almendras sin azúcar
* 1 cucharada de linaza
* 1 cucharadita de miel (opcional para endulzar)
* Cubitos de hielo (opcional)

Preparación:
* Coloque las bayas mixtas, las hojas de espinaca, el plátano, el yogur griego, la leche de almendras, las semillas de lino y la miel (si se usa) en una licuadora.
* Mezclar hasta que esté suave.
* Agrega cubitos de hielo si prefieres un batido más frío.
*Vierta en un vaso y sirva inmediatamente.

Valor nutricional (por porción, sin miel):
* Calorías: 180
* Proteína: 8g
* Carbohidratos: 28g
* Fibra Dietética: 7g
* Azúcares: 16g

* Grasa: 6g
* Vitamina A: 45% VD
* Vitamina C: 60% VD

3. Batido tropical para reforzar la inmunidad

Ingredientes:
* 1/2 taza de piña en trozos
* 1/2 taza de mango en trozos
* 1/2 naranja, pelada y segmentada
* 1/2 plátano
* 1 taza de agua de coco
* 1 cucharada de jengibre fresco rallado
* 1 cucharadita de cúrcuma en polvo
* 1 cucharadita de miel (opcional para endulzar)
* Cubitos de hielo (opcional)

Preparación:
* Coloque los trozos de piña, los trozos de mango, los gajos de naranja, el plátano, el agua de coco, el jengibre rallado, la cúrcuma en polvo y la miel (si la usa) en una licuadora.
* Mezclar hasta que esté suave.
* Agrega cubitos de hielo si prefieres un batido más frío.
*Vierta en un vaso y sirva inmediatamente.

Valor nutricional (por porción, sin miel):
* Calorías: 160
* Proteína: 2g
* Carbohidratos: 38g
* Fibra Dietética: 5g
* Azúcares: 27g

* Grasa: 1g

* Vitamina A: 80% VD

* Vitamina C: 180% VD

4. Batido de mantequilla de maní rico en proteínas

Ingredientes:

* 1 plátano

* 2 cucharadas de mantequilla de maní

* 1 taza de leche de almendras sin azúcar

* 1/4 taza de copos de avena

* 1 cucharada de miel o jarabe de arce

* 1/2 cucharadita de canela

* Cubitos de hielo (opcional)

Preparación:

* Coloque el plátano, la mantequilla de maní, la leche de almendras, los copos de avena, la miel o el jarabe de arce y la canela en una licuadora.

* Mezclar hasta que esté suave.

* Agrega cubitos de hielo si prefieres un batido más frío.

*Vierta en un vaso y sirva inmediatamente.

Valor nutricional (por porción):

* Calorías: 370

* Proteína: 10g

* Carbohidratos: 55g

* Fibra Dietética: 6g

* Azúcares: 28g

* Grasa: 14g

* Vitamina A: 2% VD

* Vitamina C: 10% VD

1. Té de hojas de ortiga

Ingredientes:

* 1-2 cucharaditas de hojas secas de ortiga

* 1 taza de agua caliente

* Miel o limón (opcional para darle sabor)

Preparación:

*Coloque las hojas secas de ortiga en una tetera.

* Vierta agua caliente sobre las hojas de ortiga.

* Cubra y deje reposar durante 5 a 10 minutos.

* Cuela el té en una taza.

* Agregue miel o limón si lo desea para darle sabor.

* Disfruta de tu té de hojas de ortiga.

Beneficios: El té de hojas de ortiga es rico en yodo y puede ayudar a reforzar la función tiroidea.

Nota: Consulte a un profesional de la salud si tiene alergias o inquietudes con respecto a la ortiga.

2. Infusión de bálsamo de limón

Ingredientes:

* 1-2 cucharaditas de hojas secas de bálsamo de limón

* 1 taza de agua caliente

* Miel (opcional para darle dulzor)

Preparación:

* Coloque las hojas secas de melisa en una tetera.

* Vierta agua caliente sobre las hojas de melisa.

* Cubra y deje reposar durante 5 a 10 minutos.

*Cuela la infusión en una taza.

* Agregue miel si lo desea para darle dulzura.

*Disfruta de tu infusión de melisa.

Beneficios: El bálsamo de limón puede ayudar a reducir el estrés y la ansiedad, lo que puede ser beneficioso para la salud de la tiroides.

Nota: Consulte a un profesional de la salud si tiene alguna condición médica o está tomando medicamentos.

3. Té de raíz de diente de león

Ingredientes:

* 1-2 cucharaditas de raíz de diente de león seca

* 1 taza de agua caliente

* Canela (opcional para darle sabor)

Preparación:

* Coloque la raíz de diente de león seca en una tetera.

* Vierta agua caliente sobre la raíz de diente de león.

* Cubra y deje reposar durante 5 a 10 minutos.

* Cuela el té en una taza.

* Agregue canela si lo desea para darle sabor.

* Disfruta de tu té de raíz de diente de león.

Beneficios: El té de raíz de diente de león puede favorecer la salud del hígado, lo que puede beneficiar indirectamente la función tiroidea.

Nota: Consulte a un profesional de la salud si tiene afecciones hepáticas o está tomando medicamentos.

4. Té de hierbas Ashwagandha

Ingredientes:

* 1-2 cucharaditas de raíz o polvo de ashwagandha seca

* 1 taza de agua caliente
* Miel (opcional para darle dulzor)

Preparación:

* Coloque la raíz seca de ashwagandha o el polvo en una tetera.
* Vierta agua caliente sobre la ashwagandha.
* Cubra y deje reposar durante 5 a 10 minutos.
* Cuela el té en una taza.
* Agregue miel si lo desea para darle dulzura.
* Disfrute de su té de hierbas ashwagandha.

Beneficios: Ashwagandha es una hierba adaptógena que puede ayudar a controlar el estrés y la salud general de la tiroides.

Nota: Consulte a un profesional de la salud antes de usar ashwagandha, especialmente si tiene problemas de tiroides o está tomando medicamentos.

CAPÍTULO11: POSTRES Y DELITOS

Opciones de postres sin culpa

1. Mousse de chocolate y aguacate

PreparaciónTiempo: 10 minutos

Porciones: 4

Ingredientes:

* 2 aguacates maduros, pelados y sin hueso

* 1/4 taza de cacao en polvo sin azúcar

* 1/4 taza de jarabe de arce o néctar de agave

* 1 cucharadita de extracto de vainilla

* Una pizca de sal

* Bayas frescas para decorar (opcional)

Preparación:

*Coloca los aguacates, el cacao en polvo, el jarabe de arce, el extracto de vainilla y una pizca dc sal en un procesador de alimentos.

* Mezcle hasta que esté suave y cremosa.

* Divida la mousse en platos para servir.

*Enfriar en el frigorífico durante al menos 30 minutos antes de servir.

* Adorne con bayas frescas si lo desea.

Valor nutricional (por porción):

* Calorías: 190

* Proteína: 2g

* Carbohidratos: 22g
* Fibra Dietética: 6g
* Azúcares: 13g
* Grasa: 13g
* Vitamina A: 10% VD
* Vitamina C: 15% VD
* Hierro: 10% VD

2. Yogur griego perfecto

Tiempo de preparación: 10 minutos
Porciones: 2

Ingredientes:
* 1 taza de yogur griego (entero o bajo en grasa)
* 1/4 taza de bayas mixtas (arándanos, fresas, frambuesas)
* 2 cucharadas de miel o jarabe de arce
* 1/4 taza de granola (elija una opción baja en azúcar)
*Hojas de menta fresca para decorar (opcional)

Preparación:
* En dos vasos o tazones para servir, coloque capas de yogur griego, bayas mixtas y miel o jarabe de arce.
*Repetir las capas hasta llenar los vasos.
* Cubra con granola y decore con hojas de menta fresca si lo desea.
* Sirva inmediatamente o refrigere hasta que esté listo para servir.

Valor nutricional (por porción):
* Calorías: 220
* Proteína: 12g

* Carbohidratos: 32g
* Fibra Dietética: 3g
* Azúcares: 20g
* Grasa: 6g
* Vitamina A: 6% VD
* Vitamina C: 15% VD
* Hierro: 10% VD

3. Bocaditos congelados de plátano y mantequilla de maní

Tiempo de cocción: 2 horas (tiempo de congelación)
Porciones: 4

Ingredientes:
* 2 plátanos maduros, cortados en rodajas
* 1/4 taza de mantequilla de maní natural (o mantequilla de almendras)
* 1/4 taza de chispas de chocolate amargo (70% cacao o más)
* 1 cucharadita de aceite de coco
* Nueces picadas o coco rallado para cubrir (opcional)

Preparación:
* Coloque las rodajas de plátano en una bandeja para hornear forrada con papel pergamino.
* Unte una pequeña porción de mantequilla de maní en cada rodaja de plátano.
* Congelar por 30 minutos.
* En un recipiente apto para microondas, derrita las chispas de chocolate amargo y el aceite de coco en

incrementos de 20 segundos, revolviendo hasta que quede suave.

* Sumerja cada bocado de plátano y mantequilla de maní en el chocolate derretido para cubrirlos.

*Colocar nuevamente sobre el papel pergamino y espolvorear con nueces picadas o coco rallado si se desea.

* Congele durante 1-2 horas más hasta que el chocolate cuaje.

* Sirva como delicia congelada.

Valor nutricional (por porción):

* Calorías: 150

* Proteína: 3g

* Carbohidratos: 19g

* Fibra Dietética: 3g

* Azúcares: 11g

* Grasa: 8g

* Vitamina A: 2% VD

* Vitamina C: 8% VD

* Hierro: 4% VD

4. Pudín de semillas de chía

Tiempo de preparación: 5 minutos (más tiempo de enfriamiento)

Porciones: 4

Ingredientes:

* 1/2 taza de semillas de chía

* 2 tazas de leche de almendras sin azúcar (o cualquier leche de tu elección)

* 2 cucharadas de miel o jarabe de arce
* 1 cucharadita de extracto de vainilla
* Fruta fresca para cubrir (por ejemplo, bayas, plátano en rodajas)
Preparación:
* En un tazón, combine las semillas de chía, la leche de almendras, la miel o el jarabe de arce y el extracto de vainilla.
* Revuelva bien para combinar todos los ingredientes.
* Cubra y refrigere durante al menos 2 horas o toda la noche, revolviendo ocasionalmente para evitar que se formen grumos.
* Sirva frío, cubierto con fruta fresca de su elección.
Valor nutricional (por porción, sin aderezos):
* Calorías: 160
* Proteína: 4g
* Carbohidratos: 16g
* Fibra Dietética: 10g
* Azúcares: 6g
* Grasa: 9g
* Vitamina A: 0% VD
* Vitamina C: 0% VD
* Hierro: 10% VD

Batidos y batidos para una dosis dulce

1. Batido de plátano y bayas

Tiempo de preparación: 5 minutos
Porciones: 2
Ingredientes:
* 2 plátanos maduros
* 1 taza de frutos rojos variados (fresas, arándanos, frambuesas)
* 1/2 taza de yogur griego (entero o bajo en grasa)
* 1 taza de leche de almendras sin azúcar (o cualquier leche de tu elección)
* 1 cucharada de miel o jarabe de arce (ajustar al gusto)
* 1/2 cucharadita de extracto de vainilla
* Cubitos de hielo (opcional)
Preparación:
* Coloque los plátanos maduros, las bayas mixtas, el yogur griego, la leche de almendras, la miel o el jarabe de arce y el extracto de vainilla en una licuadora.
* Mezcle hasta que esté suave y cremosa.
*Si lo deseas, agrega cubitos de hielo y licúa nuevamente hasta que esté bien incorporado.
*Vierta en vasos y sirva inmediatamente.
Valor nutricional (por porción):
* Calorías: 190
* Proteína: 6g
* Carbohidratos: 38g
* Fibra Dietética: 5g
* Azúcares: 23g
* Grasa: 3g
* Vitamina A: 4% VD

* Vitamina C: 40% VD
* Hierro: 4% VD

2. Batido de proteínas de chocolate y mantequilla de maní

Tiempo de preparación: 5 minutos

Porciones: 2

Ingredientes:

* 2 tazas de leche de almendras sin azúcar (o cualquier leche de tu elección)

* 2 cucharadas de cacao en polvo sin azúcar

* 2 cucharadas de mantequilla de maní natural (o mantequilla de almendras)

* 1 plátano maduro

* 1 cucharada de proteína en polvo de vainilla o chocolate (de origen vegetal o de suero)

* 1 cucharada de miel o jarabe de arce (ajustar al gusto)

* Cubitos de hielo (opcional)

Preparación:

* En una licuadora, combine la leche de almendras, el cacao en polvo, la mantequilla de maní, el plátano maduro, la proteína en polvo y la miel o el jarabe de arce.

* Mezclar hasta que esté suave.

*Si lo deseas, agrega cubitos de hielo y licúa nuevamente hasta que esté bien incorporado.

*Vierta en vasos y disfrute.

Valor nutricional (por porción):

* Calorías: 270

* Proteína: 15g
* Carbohidratos: 29g
* Fibra Dietética: 5g
* Azúcares: 15g
* Grasa: 12g
* Vitamina A: 0% VD
* Vitamina C: 10% VD
* Hierro: 10% VD

3. Batido tropical de mango y coco

Tiempo de preparación: 5 minutos
Porciones: 2
Ingredientes:
* 1 taza de trozos de mango congelados
* 1/2 taza de leche de coco enlatada
* 1/2 taza de yogur griego (entero o bajo en grasa)
* 1 cucharada de miel o jarabe de arce (ajustar al gusto)
* 1/2 cucharadita de extracto de vainilla
* 1/2 taza de jugo de piña sin azúcar
* Cubitos de hielo (opcional)
Preparación:
* Coloque los trozos de mango congelados, la leche de coco enlatada, el yogur griego, la miel o el jarabe de arce, el extracto de vainilla y el jugo de piña en una licuadora.
* Mezcle hasta que esté suave y cremosa.
*Si lo deseas, agrega cubitos de hielo y licúa nuevamente hasta que esté bien incorporado.
*Vierta en vasos y sirva inmediatamente.

Valor nutricional (por porción):

* Calorías: 250
* Proteína: 6g
* Carbohidratos: 32g
* Fibra dietética: 2g
* Azúcares: 26g
* Grasa: 13g
* Vitamina A: 45% VD
* Vitamina C: 100% VD
* Hierro: 6% VD

4. Batido de espinacas de la diosa verde

Tiempo de preparación: 5 minutos

Porciones: 2

Ingredientes:

* 2 tazas de hojas de espinacas frescas
* 1 taza de leche de almendras sin azúcar (o cualquier leche de tu elección)
* 1 plátano maduro
* 1/2 taza de yogur griego (entero o bajo en grasa)
* 1 cucharada de miel o jarabe de arce (ajustar al gusto)
* 1/2 cucharadita de extracto de vainilla
* 1/2 taza de trozos de piña congelados
* Cubitos de hielo (opcional)

Preparación:

* Coloque las hojas frescas de espinaca, la leche de almendras, el plátano maduro, el yogur griego, la miel o el jarabe de arce, el extracto de vainilla y los trozos de piña congelados en una licuadora.

* Licúa hasta que quede suave y las espinacas estén bien incorporadas.

* Si lo deseas, agrega cubitos de hielo y vuelve a licuar hasta que quede suave.

*Vierta en vasos y disfrute.

Valor nutricional (por porción):

* Calorías: 170

* Proteína: 6g

* Carbohidratos: 34g

* Fibra Dietética: 3g

* Azúcares: 22g

* Grasa: 2g

* Vitamina A: 70% VD

* Vitamina C: 60% VD

* Hierro: 6% VD

1. Muffins de arándanos y harina de almendras

Tiempo de preparación: 15 minutos

Tiempo de horneado: 25 minutos

Porciones: 12

Ingredientes:

* 2 tazas de harina de almendras

* 1/2 taza de harina de coco

* 1/4 taza de miel o jarabe de arce

* 1/4 taza de aceite de coco, derretido

* 3 huevos grandes

* 1 cucharadita de polvo para hornear

* 1/2 cucharadita de extracto de vainilla

* 1 taza de arándanos frescos o congelados

* Una pizca de sal

Preparación:

* Precalienta el horno a 350 °F (175 °C) y forra un molde para muffins con papel para hornear.

* En un tazón, mezcle la harina de almendras, la harina de coco, el polvo para hornear y una pizca de sal.

* En otro bol, bata los huevos y luego agregue la miel o jarabe de arce, el aceite de coco derretido y el extracto de vainilla. Mezclar bien.

* Combine los ingredientes húmedos y secos y agregue suavemente los arándanos.

* Divida la masa uniformemente entre los moldes para muffins.

* Hornea por 25 minutos o hasta que al insertar un palillo en un muffin, éste salga limpio.

* Deje que los muffins se enfríen antes de servir.

Valor nutricional (por porción):

* Calorías: 200

* Proteína: 6g

* Carbohidratos: 14g

* Fibra Dietética: 4g

* Azúcares: 7g

* Grasa: 14g

* Vitamina A: 2% VD

* Vitamina C: 4% VD

* Hierro: 6% VD

2. Pan de calabacín y plátano

Tiempo de preparación: 15 minutos

Tiempo de horneado: 50 minutos

Porciones: 10

Ingredientes:

* 2 plátanos maduros, triturados

* 1 taza de calabacín rallado

* 1/4 taza de miel o jarabe de arce

* 1/4 taza de aceite de coco, derretido

* 2 huevos grandes

* 1 cucharadita de extracto de vainilla

* 1 1/2 tazas de harina de almendras

* 1/2 taza de harina de coco

* 1 cucharadita de bicarbonato de sodio
* 1/2 cucharadita de canela
* Una pizca de sal
* 1/2 taza de nueces picadas (opcional)

Preparación:

* Precalienta el horno a 350 °F (175 °C) y engrasa un molde para pan.

* En un tazón grande, mezcle puré de plátanos, calabacín rallado, miel o jarabe de arce, aceite de coco derretido, huevos y extracto de vainilla.

* En otro bol, mezcle la harina de almendras, la harina de coco, el bicarbonato de sodio, la canela y una pizca de sal.

* Combine los ingredientes húmedos y secos y agregue las nueces picadas si lo desea.

* Vierta la masa en el molde para pan preparado.

* Hornea por 50 minutos o hasta que al insertar un palillo en el centro éste salga limpio.

* Deje que el pan de plátano se enfríe antes de cortarlo.

Valor nutricional (por porción):

* Calorías: 220
* Proteína: 6g
* Carbohidratos: 18g
* Fibra Dietética: 5g
* Azúcares: 9g
* Grasa: 15g
* Vitamina A: 2% VD
* Vitamina C: 10% VD

* Hierro: 8% VD

3. Brownies de camote

Tiempo de preparación: 15 minutos
Tiempo de horneado: 30 minutos
Porciones: 16
Ingredientes:
* 1 taza de batatas cocidas y trituradas (unas 2 batatas medianas)
* 1/2 taza de mantequilla de almendras
* 1/4 taza de miel o jarabe de arce
* 1/4 taza de cacao en polvo sin azúcar
* 2 huevos grandes
* 1 cucharadita de extracto de vainilla
* 1/2 cucharadita de bicarbonato de sodio
* 1/4 cucharadita de canela
* Una pizca de sal
* 1/4 taza de chispas de chocolate amargo (70% cacao o más)
Preparación:
* Precalienta el horno a 350 °F (175 °C) y cubre un molde para hornear de 8x8 pulgadas con papel pergamino.
* En un tazón, combine el puré de camote, la mantequilla de almendras, la miel o el jarabe de arce, el cacao en polvo, los huevos, el extracto de vainilla, el bicarbonato de sodio, la canela y una pizca de sal.

* Mezclar hasta que esté bien combinado.

* Incorpora las chispas de chocolate amargo.

* Vierta la masa en el molde para hornear preparado y extiéndala uniformemente.

* Hornee por 30 minutos o hasta que al insertar un palillo en el centro, éste salga casi limpio.

* Deje que los brownies se enfríen antes de cortarlos en cuadritos.

Valor nutricional (por porción):

* Calorías: 110

* Proteína: 3g

* Carbohidratos: 14g

* Fibra dietética: 2g

* Azúcares: 8g

* Grasa: 6g

* Vitamina A: 60% VD

* Vitamina C: 10% VD

* Hierro: 6% VD

4. Galletas de avena y pasas

Tiempo de preparación: 15 minutos

Tiempo de horneado: 12 minutos

Porciones: 18 galletas

Ingredientes:

* 1 1/2 tazas de avena a la antigua

* 1/2 taza de harina de almendras

* 1/4 taza de harina de coco

* 1/2 cucharadita de bicarbonato de sodio

* 1/2 cucharadita de canela

* Una pizca de sal
* 1/4 taza de aceite de coco, derretido
* 1/4 taza de miel o jarabe de arce
* 1 huevo grande
* 1 cucharadita de extracto de vainilla
* 1/2 taza de pasas

Preparación:

* Precalienta tu horno a 350°F (175°C) y cubre una bandeja para hornear con papel pergamino.

* En un bol, mezcla la avena, la harina de almendras, la harina de coco, el bicarbonato de sodio, la canela y una pizca de sal.

* En otro tazón, mezcle el aceite de coco derretido, la miel o el jarabe de arce, el huevo y el extracto de vainilla.

* Combine los ingredientes húmedos y secos y agregue las pasas.

* Deje caer cucharadas de masa para galletas en la bandeja para hornear preparada.

* Aplana ligeramente cada galleta con el dorso de una cuchara.

* Hornear durante 10-12 minutos o hasta que los bordes estén dorados.

*Deja que las galletas se enfríen sobre una rejilla.

Valor nutricional (por porción):

* Calorías: 100
* Proteína: 2g
* Carbohidratos: 13g

* Fibra dietética: 2g
* Azúcares: 6g
* Grasa: 5g
* Vitamina A: 0% VD
* Vitamina C: 0% VD
* Hierro: 4% VD

5. Muffins de calabaza y especias

Tiempo de preparación: 15 minutos
Tiempo de horneado: 20 minutos
Porciones: 12
Ingredientes:
* 1 1/2 tazas de harina de almendras
* 1/2 taza de harina de coco
* 1 cucharadita de bicarbonato de sodio
* 1/2 cucharadita de polvo para hornear
* 1 cucharadita de canela
* 1/2 cucharadita de nuez moscada
* 1/4 cucharadita de clavo
* Una pizca de sal
* 1 taza de puré de calabaza enlatado
* 1/4 taza de miel o jarabe de arce
* 1/4 taza de aceite de coco, derretido
* 2 huevos grandes
* 1 cucharadita de extracto de vainilla
Preparación:

* Precalienta el horno a 350 °F (175 °C) y forra un molde para muffins con papel para hornear.

* En un bol, mezcle la harina de almendras, la harina de coco, el bicarbonato de sodio, el polvo para hornear, la canela, la nuez moscada, el clavo y una pizca de sal.

* En otro tazón, combine el puré de calabaza, la miel o el jarabe de arce, el aceite de coco derretido, los huevos y el extracto de vainilla.

* Mezcle los ingredientes húmedos y secos hasta que estén bien combinados.

* Divida la masa uniformemente entre los moldes para muffins.

* Hornea por 20 minutos o hasta que al insertar un palillo en un muffin, éste salga limpio.

* Deje que los muffins se enfríen antes de servir.

Valor nutricional (por porción):

* Calorías: 180
* Proteína: 4g
* Carbohidratos: 16g
* Fibra Dietética: 4g
* Azúcares: 7g
* Grasa: 11g
* Vitamina A: 100% VD
* Vitamina C: 2% VD
* Hierro: 6% VD

6. Bocaditos energéticos de pastel de zanahoria

Tiempo de preparación: 15 minutos

Porciones: 16 bocados

Ingredientes:

* 1 taza de zanahoria rallada

* 1/2 taza de copos de avena

* 1/2 taza de harina de almendras

* 1/4 taza de coco rallado sin azúcar

* 1/4 taza de nueces picadas

* 1/4 taza de dátiles sin hueso

* 2 cucharadas de miel o jarabe de arce

* 1/2 cucharadita de canela

* 1/4 cucharadita de nuez moscada

* Una pizca de sal

Preparación:

* En un procesador de alimentos, combine las zanahorias ralladas, los copos de avena, la harina de almendras, el coco rallado, las nueces picadas, los dátiles sin hueso, la miel o el jarabe de arce, la canela, la nuez moscada y una pizca de sal.

* Pulse hasta que la mezcla se una y forme una consistencia similar a una masa.

* Enrollar la masa formando bolitas del tamaño de un bocado.

*Refrigerar por al menos 30 minutos antes de servir.

Valor nutricional (por porción):

* Calorías: 80

* Proteína: 2g

* Carbohidratos: 10g

* Fibra dietética: 2g

* Azúcares: 5g
* Grasa: 4g
* Vitamina A: 35% VD
* Vitamina C: 2% VD
* Hierro: 2% VD

Delicias indulgentes con moderación

1. Trufas de aguacate y chocolate amargo

Tiempo de preparación: 20 minutos

Tiempo de enfriamiento: 1 hora

Porciones: 12 trufas

Ingredientes:

* 1 aguacate maduro, pelado y sin hueso

* 1/4 taza de cacao oscuro en polvo (70% cacao o más)

* 2 cucharadas de miel o jarabe de arce

* 1 cucharadita de extracto de vainilla

* Una pizca de sal

* 1/2 taza de chispas de chocolate amargo (70% cacao o más)

* Nueces picadas o coco rallado para cubrir (opcional)

Preparación:

* En un procesador de alimentos, mezcle el aguacate, el cacao amargo en polvo, la miel o el jarabe de arce, el extracto de vainilla y una pizca de sal hasta que quede suave.

* Enrolle la mezcla en bolitas y colóquelas en una bandeja forrada con papel pergamino.

* Congelar por 30 minutos.

* Derrita las chispas de chocolate amargo en el microondas o en la estufa a baño maría.

* Sumerge las bolas de aguacate congeladas en el chocolate derretido, cubriéndolas uniformemente.

* Devolverlos a la bandeja forrada con papel pergamino.

* Si lo deseas, enrolla las trufas en nueces picadas o coco rallado.

*Refrigerar por al menos 30 minutos antes de servir.

Valor nutricional (por porción):

* Calorías: 80

* Proteína: 1g

* Carbohidratos: 10g

* Fibra Dietética: 3g

* Azúcares: 5g

* Grasa: 5g

* Vitamina A: 2% VD

* Vitamina C: 4% VD

* Hierro: 4% VD

2. Barras proteicas de chocolate y mantequilla de maní

Tiempo de preparación: 15 minutos

Tiempo de enfriamiento: 1 hora

Porciones: 8 barras

Ingredientes:

* 1 taza de copos de avena

* 1/2 taza de mantequilla de maní natural
* 1/4 taza de miel o jarabe de arce
* 1/4 taza de proteína de chocolate en polvo (de origen vegetal o de suero)
* 1/4 taza de chispas de chocolate amargo (70% cacao o más)
* 1/2 cucharadita de extracto de vainilla
* Una pizca de sal

Preparación:

* En un tazón grande, combine los copos de avena, la mantequilla de maní natural, la miel o el jarabe de arce, la proteína de chocolate en polvo, las chispas de chocolate amargo, el extracto de vainilla y una pizca de sal.

* Mezclar hasta que todos los ingredientes estén bien combinados.

* Presione la mezcla en un molde cuadrado de 8x8 pulgadas forrado con papel pergamino.

* Refrigere durante al menos 1 hora antes de cortar en barras.

Valor nutricional (por porción):

* Calorías: 220
* Proteína: 7g
* Carbohidratos: 20g
* Fibra Dietética: 3g
* Azúcares: 10g
* Grasa: 13g
* Vitamina A: 0% VD

* Vitamina C: 0% VD
* Hierro: 6% VD

3. Rebanadas de manzana con canela al horno

Tiempo de preparación: 15 minutos

Tiempo de horneado: 20 minutos

Porciones: 4

Ingredientes:

* 2 manzanas, sin corazón y en rodajas
* 1 cucharada de aceite de coco derretido
* 1 cucharadita de canela molida
* 1 cucharada de miel o jarabe de arce
* 1/4 taza de nueces pecanas picadas
* Yogur griego o helado de vainilla para servir (opcional)

Preparación:

* Precalienta tu horno a 350°F (175°C) y cubre una bandeja para hornear con papel pergamino.
* En un tazón, mezcle las rodajas de manzana con aceite de coco derretido, canela molida y miel o jarabe de arce.
* Distribuya las rodajas de manzana uniformemente sobre la bandeja para hornear.
* Hornea por 20 minutos o hasta que las manzanas estén tiernas y ligeramente caramelizadas.
* Espolvorea con nueces picadas y sirve con una cucharada de yogur griego o una bola de helado de vainilla si lo deseas.

Valor nutricional (por ración, sin yogur ni helado):

* Calorías: 150

* Proteína: 1g
* Carbohidratos: 22g
* Fibra Dietética: 4g
* Azúcares: 16g
* Grasa: 7g
* Vitamina A: 2% VD
* Vitamina C: 10% VD
* Hierro: 2% VD

4. Barras de tarta de queso con frambuesa

Tiempo de preparación: 20 minutos

Tiempo de horneado: 30 minutos

Tiempo de enfriamiento: 2 horas

Porciones: 12 barras

Ingredientes:
* 1 taza de harina de almendras
* 1/4 taza de harina de coco
* 1/4 taza de aceite de coco, derretido
* 2 cucharadas de miel o jarabe de arce
* 8 oz de queso crema, ablandado (use una alternativa sin lácteos si lo desea)
* 1/4 taza de miel o jarabe de arce
* 2 huevos grandes
* 1 cucharadita de extracto de vainilla
* 1/2 taza de frambuesas frescas
* Una pizca de sal

Preparación:
* Precalienta el horno a 350 °F (175 °C) y cubre un molde cuadrado de 8x8 pulgadas con papel pergamino.

* En un tazón, combine la harina de almendras, la harina de coco, el aceite de coco derretido y 2 cucharadas de miel o jarabe de arce. Mezclar hasta formar una masa quebradiza.

* Presione la masa uniformemente en el fondo del molde preparado.

* En un recipiente aparte, bata el queso crema ablandado, 1/4 taza de miel o jarabe de arce, los huevos, el extracto de vainilla y una pizca de sal hasta que quede suave.

* Vierta la mezcla de queso crema sobre la base del molde.

* Deje caer las frambuesas frescas uniformemente por encima.

*Hornear por 30 minutos o hasta que el cheesecake esté cuajado.

* Déjelo enfriar a temperatura ambiente durante 30 minutos, luego refrigérelo durante al menos 2 horas antes de cortarlo en barras.

Valor nutricional (por porción):

* Calorías: 220

* Proteína: 5g

* Carbohidratos: 15g

* Fibra dietética: 2g

* Azúcares: 10g

* Grasa: 16g

* Vitamina A: 10% VD

* Vitamina C: 6% VD

* Hierro: 4% VD

5. Delicias Krispie de arroz con chocolate y mantequilla de maní

Tiempo de preparación: 15 minutos

Tiempo de enfriamiento: 1 hora

Porciones: 12 cuadritos

Ingredientes:

* 3 tazas de cereal de arroz crujiente

* 1/2 taza de mantequilla de maní natural

* 1/2 taza de miel o jarabe de arce

* 1/2 taza de chispas de chocolate amargo (70% cacao o más)

* 1/4 taza de aceite de coco

* 1/2 cucharadita de extracto de vainilla

* Una pizca de sal

Preparación:

* En un tazón grande, coloque el cereal de arroz crujiente.

* En un recipiente apto para microondas o en la estufa a baño maría, derrita la mantequilla de maní, la miel o el jarabe de arce, las chispas de chocolate amargo, el aceite de coco, el extracto de vainilla y una pizca de sal hasta que estén bien combinados.

* Vierta la mezcla de chocolate sobre el cereal de arroz crujiente y revuelva hasta que esté cubierto uniformemente.

* Transfiera la mezcla a un molde cuadrado de 8x8 pulgadas forrado con papel pergamino.

* Presione firmemente hacia abajo.

*Refrigerar por al menos 1 hora antes de cortar en cuadritos.

Valor nutricional (por porción):

* Calorías: 220

* Proteína: 4g

* Carbohidratos: 28g

* Fibra dietética: 2g

* Azúcares: 16g

* Grasa: 11g

* Vitamina A: 0% VD

* Vitamina C: 0% VD

* Hierro: 6% VD

6. Helado de chocolate y plátano

Tiempo de preparación: 10 minutos

Tiempo de congelación: 4 horas

Porciones: 4

Ingredientes:

* 4 plátanos maduros, pelados y rebanados

* 2 cucharadas de cacao en polvo sin azúcar

* 1/4 taza de leche de almendras (o cualquier leche de tu elección)

* 2 cucharadas de miel o jarabe de arce

* 1/2 cucharadita de extracto de vainilla

* Virutas de chocolate amargo para cubrir (opcional)

Preparación:

* Coloque los plátanos rebanados en una sola capa sobre una bandeja para hornear y congélelos durante al menos 4 horas o hasta que estén firmes.

* En un procesador de alimentos, combine las rodajas de plátano congeladas, el cacao en polvo sin azúcar, la leche de almendras, la miel o el jarabe de arce y el extracto de vainilla.

* Licue hasta que la mezcla se vuelva suave y cremosa, raspando los lados según sea necesario.

* Transfiera el helado a un recipiente y congélelo por 30 minutos más para que se endurezca.

* Sirva en tazones, adornado con virutas de chocolate amargo si lo desea.

Valor nutricional (por porción):
* Calorías: 150
* Proteína: 2g
* Carbohidratos: 36g
* Fibra Dietética: 5g
* Azúcares: 19g
* Grasa: 1g
* Vitamina A: 2% VD
* Vitamina C: 15% VD
* Hierro: 2% VD

CAPÍTULO12: OCASIONES ESPECIALES Y VACACIONES

Planificación de comidas navideñas respetuosas con la tiroides

1. Plato principal: pavo asado con costra de hierbas

Tiempo de preparación: 30 minutos

Tiempo de cocción: aproximadamente 3-4 horas

Porciones: 12

Ingredientes:

* Pavo entero de 12 libras

* 1/4 taza de aceite de oliva

* 2 cucharadas de romero fresco, picado

* 2 cucharadas de tomillo fresco, picado

* 2 cucharadas de salvia fresca, picada

* 1 cucharadita de sal

* 1/2 cucharadita de pimienta negra

* 4 dientes de ajo picados

* 2 limones, en cuartos

* 2 cebollas, en cuartos

* 4 zanahorias picadas

* 4 tallos de apio, picados

Preparación:

* Precalienta tu horno a 325°F (165°C).

* En un tazón pequeño, mezcle el aceite de oliva, las hierbas picadas, la sal, la pimienta negra y el ajo picado para formar una costra de hierbas.

* Enjuague el pavo por dentro y por fuera, luego séquelo con toallas de papel.

* Afloje con cuidado la piel del pavo sobre la pechuga y los muslos. Frote la mezcla de corteza de hierbas uniformemente debajo de la piel.

* Rellena la cavidad del pavo con cuartos de limón, cebolla, zanahoria y apio.

* Coloque el pavo sobre una rejilla para asar en una fuente para asar grande.

* Ase en el horno precalentado hasta que el pavo alcance una temperatura interna de 165°F (74°C), lo que puede tardar de 3 a 4 horas dependiendo del tamaño del pavo.

* Deje reposar el pavo durante 20-30 minutos antes de cortarlo.

Valor nutricional (por porción):

* Calorías: 340
* Proteína: 44g
* Carbohidratos: 4g
* Fibra Dietética: 1g
* Azúcares: 1g
* Grasa: 16g
* Vitamina A: 10% VD
* Vitamina C: 10% VD
* Hierro: 6% VD

2. Guarnición: coliflor triturada con ajo

Tiempo de preparación: 15 minutos

Tiempo de cocción: 20 minutos

Porciones: 6

Ingredientes:

* 1 cabeza grande de coliflor, cortada en floretes

* 4 dientes de ajo picados

* 2 cucharadas de aceite de oliva

* 1/4 taza de yogur griego (entero o bajo en grasa)

* Sal y pimienta para probar

* Cebollino fresco picado para decorar (opcional)

Preparación:

* Cocine al vapor o hierva los floretes de coliflor hasta que estén tiernos, aproximadamente de 10 a 15 minutos.

* Mientras se cocina la coliflor, calienta el aceite de oliva en una sartén pequeña a fuego medio. Agregue el ajo picado y saltee durante 1-2 minutos hasta que esté fragante pero no dorado.

* Escurre la coliflor cocida y transfiérala a un procesador de alimentos.

* Agrega el ajo salteado, el yogur griego, la sal y la pimienta.

* Mezcle hasta que esté suave y cremosa.

* Adorne con cebollino fresco picado si lo desea.

Valor nutricional (por porción):

* Calorías: 70

* Proteína: 3g

* Carbohidratos: 6g

* Fibra Dietética: 3g

* Azúcares: 2g

* Grasa: 4g

* Vitamina A: 0% VD

* Vitamina C: 120% VD

* Hierro: 2% VD

3. Ensalada: Ensalada De Espinacas Y Granada

Tiempo de preparación: 10 minutos

Porciones: 6

Ingredientes:

* 6 tazas de hojas tiernas de espinacas frescas

* 1 taza de arilos de granada

* 1/2 taza de queso feta desmenuzado (use una alternativa sin lácteos si lo desea)

* 1/4 taza de nueces pecanas o nueces picadas

* 2 cucharadas de aceite de oliva virgen extra

* 1 cucharada de vinagre balsámico

* 1 cucharadita de miel o jarabe de arce

* Sal y pimienta para probar

Preparación:

* En una ensaladera grande, combine las espinacas tiernas frescas, los arilos de granada, el queso feta desmenuzado y las nueces pecanas o pecanas picadas.

* En un tazón pequeño, mezcle el aceite de oliva virgen extra, el vinagre balsámico, la miel o el jarabe de arce, la sal y la pimienta para hacer el aderezo.

* Rocíe el aderezo sobre la ensalada y revuelva para cubrir uniformemente.

Valor nutricional (por porción):

* Calorías: 150

* Proteína: 4g

* Carbohidratos: 11g

* Fibra Dietética: 3g

* Azúcares: 7g

* Grasa: 11g

* Vitamina A: 70% VD

* Vitamina C: 30% VD

* Hierro: 4% VD

4. Postre: Crujiente De Almendras Y Bayas

Tiempo de preparación: 15 minutos

Tiempo de horneado: 30 minutos

Porciones: 8

Ingredientes:

* 4 tazas de bayas mixtas (por ejemplo, arándanos, frambuesas, fresas)

* 1 cucharada de jugo de limón

* 1/4 taza de miel o jarabe de arce

* 1 cucharadita de extracto de vainilla

* 1/2 taza de harina de almendras

* 1/2 taza de copos de avena

* 1/4 taza de almendras rebanadas

* 1/4 taza de aceite de coco, derretido

* Una pizca de sal

* Yogur griego o helado de vainilla para servir (opcional)

Preparación:

* Precalienta tu horno a 350°F (175°C).

* En un tazón, combine las bayas mixtas, el jugo de limón, la miel o el jarabe de arce y el extracto de vainilla.

* Transfiera la mezcla de bayas a una fuente para hornear engrasada de 8x8 pulgadas.

* En otro tazón, mezcle la harina de almendras, los copos de avena, las almendras rebanadas, el aceite de coco derretido y una pizca de sal hasta que se forme una cobertura que se desmorone.

* Extienda la cobertura uniformemente sobre las bayas.

* Hornee por 30 minutos o hasta que la cobertura esté dorada y las bayas burbujeen.

* Deje que el crujiente se enfríe un poco antes de servir.

* Sirva con una cucharada de yogur griego o una bola de helado de vainilla si lo desea.

Valor nutricional (por ración, sin yogur ni helado):

* Calorías: 220

* Proteína: 4g

* Carbohidratos: 29g

* Fibra Dietética: 5g

* Azúcares: 17g

* Grasa: 10g

* Vitamina A: 4% VD

* Vitamina C: 40% VD

* Hierro: 6% VD

Platos de celebración sin comprometer la salud

1. Pollo A La Parrilla Con Limón Y Hierbas

Tiempo de preparación: 15 minutos

Tiempo de asado: 15 minutos

Porciones: 4

Ingredientes:

* 4 pechugas de pollo deshuesadas y sin piel

* Ralladura y jugo de 1 limón

* 2 dientes de ajo picados

* 2 cucharadas de albahaca fresca, picada

* 2 cucharadas de perejil fresco, picado

* 1 cucharada de aceite de oliva

* Sal y pimienta para probar

* Gajos de limón para decorar

Preparación:

* En un bol, mezcle la ralladura de limón, el jugo de limón, el ajo picado, la albahaca picada, el perejil picado, el aceite de oliva, la sal y la pimienta.

* Coloque las pechugas de pollo en una bolsa de plástico con cierre y vierta la marinada sobre ellas.

*Sella la bolsa y refrigera por al menos 30 minutos.

* Precalienta tu parrilla a fuego medio-alto y engrasa las rejillas.

* Ase el pollo durante unos 6-7 minutos por lado o hasta que esté bien cocido.

* Servir con rodajas de limón para decorar.

Valor nutricional (por porción):

* Calorías: 200

* Proteína: 30g

* Carbohidratos: 2g

* Fibra Dietética: 0g

* Azúcares: 0g

* Grasa: 8g

* Vitamina A: 4% VD

* Vitamina C: 20% VD

* Hierro: 4% VD

2. Pimientos Rellenos con Quinua y Frijoles Negros

Tiempo de preparación: 30 minutos

Tiempo de horneado: 30 minutos

Porciones: 4

Ingredientes:

* 4 pimientos morrones grandes, de cualquier color

* 1 taza de quinua, enjuagada y cocida

* 1 lata (15 oz) de frijoles negros, escurridos y enjuagados

* 1 taza de granos de maíz (frescos o congelados)

* 1 taza de tomates cortados en cubitos (enlatados o frescos)

* 1/2 taza de cebolla morada picada

* 1 cucharadita de chile en polvo

* 1/2 cucharadita de comino
* Sal y pimienta para probar
* 1/2 taza de queso cheddar rallado (opcional)
Preparación:
* Precalienta tu horno a 375°F (190°C).
* Cortar la parte superior de los pimientos morrones y quitarles las semillas y las membranas.
* En un tazón grande, combine la quinua cocida, los frijoles negros, el maíz, los tomates cortados en cubitos, la cebolla morada cortada en cubitos, el chile en polvo, el comino, la sal y la pimienta.
* Rellena cada pimiento morrón con la mezcla de quinua.
*Colocar los pimientos rellenos en una fuente para horno y cubrir con papel de aluminio.
* Hornea por 30 minutos o hasta que los pimientos estén tiernos.
* Si lo deseas, cubre con queso cheddar rallado y regresa al horno hasta que el queso se derrita.
* Servir caliente.
Valor nutricional (por ración, sin queso):
* Calorías: 320
* Proteína: 12g
* Carbohidratos: 62g
* Fibra Dietética: 10g
* Azúcares: 8g
* Grasa: 4g
* Vitamina A: 150% VD

* Vitamina C: 250% VD

* Hierro: 15% VD

3. Salmón Al Horno Con Eneldo Y Limón

Tiempo de preparación: 10 minutos

Tiempo de horneado: 15 minutos

Porciones: 4

Ingredientes:

* 4 filetes de salmón

* Ralladura y jugo de 1 limón

* 2 cucharadas de eneldo fresco, picado

* 2 dientes de ajo picados

* 2 cucharadas de aceite de oliva

* Sal y pimienta para probar

* Gajos de limón para decorar

Preparación:

* Precalienta tu horno a 375°F (190°C) y cubre una bandeja para hornear con papel pergamino.

* En un bol, mezcle la ralladura de limón, el jugo de limón, el eneldo picado, el ajo picado, el aceite de oliva, la sal y la pimienta.

* Coloque los filetes de salmón en la bandeja para hornear preparada.

* Unte la mezcla de limón y eneldo sobre el salmón.

* Hornee por 15 minutos o hasta que el salmón se desmenuce fácilmente con un tenedor.

* Servir con rodajas de limón para decorar.

Valor nutricional (por porción):

* Calorías: 300

* Proteína: 34g
* Carbohidratos: 2g
* Fibra Dietética: 0g
* Azúcares: 0g
* Grasa: 16g
* Vitamina A: 2% VD
* Vitamina C: 25% VD
* Hierro: 6% VD

4. Mezcla de verduras asadas

Tiempo de preparación: 15 minutos
Tiempo de asado: 25 minutos
Porciones: 4

Ingredientes:
* 2 tazas de vegetales mixtos (por ejemplo, zanahorias, brócoli, pimientos morrones, calabacines), picados
* 1 cebolla morada, en rodajas
* 2 cucharadas de aceite de oliva
* 1 cucharadita de tomillo seco
* 1 cucharadita de romero seco
* Sal y pimienta para probar
* Perejil fresco para decorar

Preparación:
* Precalienta tu horno a 425°F (220°C).
* En un tazón grande, mezcle las verduras mixtas picadas y la cebolla morada en rodajas con aceite de oliva, tomillo seco, romero seco, sal y pimienta.
* Extiende las verduras en una sola capa sobre una bandeja para horno.

* Ase durante 25 minutos o hasta que las verduras estén tiernas y ligeramente caramelizadas, revolviendo una vez a mitad de cocción.

*Adorne con perejil fresco antes de servir.

Valor nutricional (por porción):

* Calorías: 120
* Proteína: 2g
* Carbohidratos: 12g
* Fibra Dietética: 3g
* Azúcares: 4g
* Grasa: 7g
* Vitamina A: 80% VD
* Vitamina C: 70% VD
* Hierro: 4% VD

5. Ensalada de quinua y garbanzos con aderezo de limón y tahini

Tiempo de preparación: 20 minutos

Porciones: 4

Ingredientes:

* 1 taza de quinua, enjuagada y cocida
* 1 lata (15 oz) de garbanzos, escurridos y enjuagados
* 1 taza de pepino, cortado en cubitos
* 1 taza de tomates cherry, cortados por la mitad
* 1/2 taza de pimiento rojo, cortado en cubitos
* 1/4 taza de cebolla morada, finamente picada
* 1/4 taza de perejil fresco, picado

* 1/4 taza de menta fresca, picada
* Ralladura y jugo de 1 limón
* 2 cucharadas de tahini
* 2 cucharadas de aceite de oliva
* 1 diente de ajo picado
* Sal y pimienta para probar

Preparación:

* En un tazón grande, combine la quinua cocida, los garbanzos, el pepino cortado en cubitos, los tomates cherry, el pimiento rojo cortado en cubitos, la cebolla morada finamente picada, el perejil fresco picado y la menta fresca picada.

* En un tazón pequeño aparte, mezcle la ralladura de limón, el jugo de limón, el tahini, el aceite de oliva, el ajo picado, la sal y la pimienta para hacer el aderezo.

* Vierta el aderezo sobre la ensalada y revuelva para cubrir.

* Servir frío.

Valor nutricional (por porción):

* Calorías: 320
* Proteína: 10g
* Carbohidratos: 40g
* Fibra Dietética: 8g
* Azúcares: 5g
* Grasa: 14g
* Vitamina A: 20% VD
* Vitamina C: 80% VD
* Hierro: 20% VD

6. Ensalada de frutas con un chorrito de lima y miel

Tiempo de preparación: 15 minutos
Porciones: 4
Ingredientes:
* 2 tazas de frutas frescas variadas (por ejemplo, fresas, arándanos, piña, kiwi), cortadas en cubitos
* 1 cucharada de jugo de limón fresco
* 2 cucharadas de miel
*Hojas de menta fresca para decorar
Preparación:
* En un tazón grande, combine las frutas mixtas cortadas en cubitos.
* En un tazón pequeño, mezcle el jugo de limón fresco y la miel para crear una llovizna.
* Rocíe la mezcla de miel y lima sobre la ensalada de frutas y revuelva suavemente para cubrir.
*Adorne con hojas de menta fresca antes de servir.
Valor nutricional (por porción):
* Calorías: 90
* Proteína: 1g
* Carbohidratos: 23g
* Fibra Dietética: 3g
* Azúcares: 18g
* Grasa: 0g
* Vitamina A: 10% VD
* Vitamina C: 80% VD
* Hierro: 2% VD

Organizar reuniones saludables para la tiroides

1. Dip de pepino y yogur griego

Tiempo de preparación: 10 minutos

Porciones: 6

Ingredientes:

* 2 tazas de yogur griego (entero o bajo en grasa)

* 1 pepino, finamente rallado

* 2 dientes de ajo picados

* 1 cucharada de eneldo fresco, picado

* 1 cucharada de menta fresca, picada

*Jugo de 1 limón

* Sal y pimienta para probar

* Verduras frescas variadas para mojar (por ejemplo, palitos de zanahoria, apio, rodajas de pimiento morrón)

Preparación:

* En un tazón, combine el yogur griego, el pepino finamente rallado, el ajo picado, el eneldo fresco picado, la menta fresca picada y el jugo de limón.

*Sazonar con sal y pimienta al gusto.

* Mezcla bien y refrigera por al menos 30 minutos antes de servir.

* Sirva con una variedad de vegetales frescos para mojar.

Valor nutricional (por porción, solo para salsa):

* Calorías: 60

* Proteína: 8g

* Carbohidratos: 6g

* Fibra Dietética: 0g

* Azúcares: 4g

* Grasa: 1g

* Vitamina A: 2% VD

* Vitamina C: 10% VD

* Hierro: 2% VD

2. Quinua y Pimientos Rellenos de Verduras

Tiempo de preparación: 30 minutos

Tiempo de horneado: 30 minutos

Porciones: 6

Ingredientes:

* 6 pimientos morrones (cualquier color)

* 1 taza de quinua, enjuagada y cocida

* 1 lata (15 oz) de garbanzos, escurridos y enjuagados

* 1 taza de tomates cortados en cubitos (enlatados o frescos)

* 1 taza de espinacas o col rizada picada

* 1/2 taza de cebolla morada picada

* 1/4 taza de perejil fresco, picado

* 1/4 taza de queso feta desmenuzado (opcional)

* 1 cucharadita de orégano seco

* Sal y pimienta para probar

*Aceite de oliva para rociar

Preparación:

* Precalienta tu horno a 375°F (190°C).

* Cortar la parte superior de los pimientos morrones y quitarles las semillas y las membranas.

* En un tazón grande, combine la quinua cocida, los garbanzos, los tomates cortados en cubitos, la espinaca o col rizada picada, la cebolla morada picada, el perejil fresco picado, el queso feta desmenuzado (si se usa), el orégano seco, la sal y la pimienta.

* Rellena cada pimiento morrón con la mezcla de quinua.

* Coloque los pimientos rellenos en una fuente para horno, rocíe con aceite de oliva y cubra con papel de aluminio.

* Hornea por 30 minutos o hasta que los pimientos estén tiernos.

* Servir caliente.

Valor nutricional (por ración, sin queso feta):

* Calorías: 220
* Proteína: 8g
* Carbohidratos: 41g
* Fibra Dietética: 8g
* Azúcares: 6g
* Grasa: 4g
* Vitamina A: 60% VD
* Vitamina C: 240% VD
* Hierro: 15% VD

3. Brochetas de camarones a la parrilla con hierbas y limón

Tiempo de preparación: 15 minutos
Tiempo de asado: 5 minutos
Porciones: 6

Ingredientes:
* 1 libra de camarones grandes, pelados y desvenados
* Ralladura y jugo de 1 limón
* 2 dientes de ajo picados
* 2 cucharadas de albahaca fresca, picada
* 2 cucharadas de perejil fresco, picado
* 1 cucharada de aceite de oliva
* Sal y pimienta para probar
* Brochetas de madera, remojadas en agua durante 30 minutos
Preparación:
* En un tazón, mezcle la ralladura de limón, el jugo de limón, el ajo picado, la albahaca fresca picada, el perejil fresco picado, el aceite de oliva, la sal y la pimienta.
* Enhebre los camarones en las brochetas de madera remojadas.
* Unte la mezcla de hierba de limón sobre las brochetas de camarones.
* Precalienta tu parrilla a fuego medio-alto y engrasa las rejillas.
* Ase las brochetas de camarones durante aproximadamente 2 a 3 minutos por lado o hasta que los camarones estén opacos y bien cocidos.
* Servir caliente.
Valor nutricional (por porción):
* Calorías: 90
* Proteína: 15g
* Carbohidratos: 1g

* Fibra Dietética: 0g

* Azúcares: 0g

* Grasa: 3g
* Vitamina A: 4% VD
* Vitamina C: 15% VD
* Hierro: 10% VD

4. Ensalada mixta de frutos rojos y espinacas

Tiempo de preparación: 10 minutos
Porciones: 6

Ingredientes:
* 6 tazas de espinacas tiernas frescas
* 1 taza de bayas mixtas (por ejemplo, fresas, arándanos, frambuesas)
* 1/4 taza de almendras rebanadas, tostadas
* 1/4 taza de queso de cabra desmenuzado (opcional)
* 2 cucharadas de aderezo de vinagreta balsámica

Preparación:
* En una ensaladera grande, combine las espinacas tiernas frescas y las bayas mixtas.
* Espolvoréelo con almendras tostadas en rodajas y queso de cabra desmenuzado (si lo usa).
* Rocíe con aderezo de vinagreta balsámica.
* Mezcle suavemente para cubrir.
* Servir inmediatamente.

Valor nutricional (por ración, sin queso de cabra):
* Calorías: 80
* Proteína: 2g
* Carbohidratos: 8g
* Fibra Dietética: 3g
* Azúcares: 3g
* Grasa: 5g
* Vitamina A: 80% VD

* Vitamina C: 40% VD
* Hierro: 10% VD

CAPÍTULO13: PLAN DE COMIDAS Y MENÚS DE MUESTRA

Planes de alimentación semanales para diferentes preferencias dietéticas.

Semana 1: Plan de alimentación cetogénica

Día 1:

*Desayuno: Huevos revueltos con espinacas y aguacate

* Almuerzo: Ensalada Cobb con pollo asado, tocino y aderezo ranch.

*Ccna: Salmón al horno con espárragos y salsa holandesa

*Merienda: Palitos de apio con queso crema

Dia 2:

* Desayuno: batido cetogénico con leche de almendras, espinacas y proteína en polvo

* Almuerzo: Fideos de calabacín con pesto y camarones a la plancha

*Cena: Salteado de ternera y brócoli con arroz de coliflor

* Merienda: Nueces mixtas

Día 3:

*Desayuno: Tortitas Keto con almíbar sin azúcar

* Almuerzo: Wraps de pavo y lechuga suiza con mayonesa

* Cena: Filete a la parrilla con guarnición de espinacas salteadas y ajo.

* Merienda: Pepino rebanado con guacamole

Día 4:

* Desayuno: Frittata con espinacas, champiñones y queso de cabra.

* Almuerzo: Ensalada de aguacate y pollo con vinagreta de limón

* Cena: Bacalao al horno con coles de Bruselas asadas y gremolata de almendras

* Merienda: Huevos duros

Dia 5:

*Desayuno: Budín de semillas de chía con leche de coco y frambuesas

* Almuerzo: Salteado de camarones y verduras con arroz de coliflor

* Cena: Solomillo de cerdo con judías verdes y salsa cremosa de champiñones.

* Merienda: Gelatina sin azúcar con nata montada

Día 6:

*Desayuno: Bacon y huevos con espinacas salteadas

* Almuerzo: Ensalada Caprese con mozzarella, tomates y albahaca

* Cena: Muslos de pollo a la parrilla con guarnición de verduras asadas.

* Merienda: Requesón con fresas en rodajas

Día 7:

* Desayuno: batido cetogénico con leche de coco, bayas y proteína en polvo

* Almuerzo: Champiñones rellenos de espinacas y queso feta.

* Cena: Chuletas de cordero a la parrilla con salsa de yogur de menta y puré de coliflor.

* Merienda: Aceitunas y encurtidos

Semana2.Plan de alimentación semanal apto para paleo:

Día 1:

*Desayuno: Huevos revueltos con espinacas y tomates.

* Almuerzo: Pechuga de pollo a la parrilla con ensalada (lechugas mixtas, aguacate y vinagreta balsámica).

*Cena: Salmón al horno con espárragos y batatas asadas.

Dia 2:

* Desayuno: Batido paleo (leche de coco, plátano, espinacas, mantequilla de almendras).

* Almuerzo: Salteado de pavo y verduras con arroz de coliflor.

* Cena: Camarones a la parrilla con guarnición de brócoli y aderezo de hierbas de limón.

Día 3:

* Desayuno: Budín de semillas de chía con frutos rojos variados.

* Almuerzo: Fideos de calabacín con salsa pesto y pollo asado.

* Cena: Brochetas de ternera y verduras con guarnición de berenjena asada.

Día 4:

* Desayuno: Aguacate en rodajashacerlo con salmón ahumado y un chorrito de aceite de oliva.

* Almuerzo: Wraps de lechuga pavo con aguacate, tomate y mostaza.

*Cena: Muslos de pollo al horno con coles de Bruselas y ajo.

Dia 5:

* Desayuno: Tortilla de champiñones, cebolla y pimiento morrón.

* Almuerzo: Ensalada de atún con lechugas mixtas, aceitunas y aderezo de aceite de oliva.

* Cena: Chuletas de cerdo con col rizada salteada y calabaza.

Día 6:

* Desayuno: Tortitas de harina de almendras con frutos rojos.

* Almuerzo: Ensalada de verduras asadas con bistec a la plancha y glaseado balsámico.

*Cena: Bacalao al horno con zanahorias asadas y judías verdes.

Día 7:

* Desayuno: Frittata con tocino, espinacas y tomates.

* Almuerzo: Sopa de pollo y verduras con una guarnición de pepinos en rodajas.

* Cena: Estofado de ternera con tubérculos y hierbas.

Tenga en cuenta que este es solo un ejemplo de un plan de alimentación apto para Paleo y puede personalizarlo para adaptarlo a sus preferencias y restricciones dietéticas. o estafa

Semana 3: Plan de alimentación bajo en carbohidratos

Día 1:

*Desayuno: Huevos revueltos con salteado de espinacas y champiñones

* Almuerzo: Wraps de lechuga de pavo y aguacate con mostaza

* Cena: Salmón al horno con brócoli asado y salsa de mantequilla de limón

* Merienda: Palitos de apio con mantequilla de almendras

Dia 2:

*Desayuno: Yogur griego con fresas y almendras laminadas

*Almuerzo: Tortilla de espinacas y champiñones

* Cena: Carne de res salteada con pimientos y brócoli (servida sin arroz)

* Merienda: Requesón con tomates cherry

Día 3:

* Desayuno: Batido de espinacas, aguacate, leche de almendras y proteína en polvo
* Almuerzo: Pechuga de pollo a la parrilla con ensalada
*Cena: Bacalao al horno con espárragos asados y alioli de ajo
* Merienda: Nueces mixtas

Día 4:

*Desayuno: Huevos revueltos con dados de jamón y queso cheddar
* Almuerzo: Ensalada Caprese con mozzarella, tomate y vinagreta balsámica
* Cena: Chuletas de cerdo con judías verdes salteadas y salsa de mostaza Dijon
* Merienda: Pepino rebanado con aderezo ranch

Dia 5:

*Desayuno: Avena con mantequilla de almendras y plátanos en rodajas (porciones controladas)
* Almuerzo: Ensalada de atún con lechugas mixtas y aguacate
* Cena: Muslos de pollo con coles de Bruselas y tocino
*Merienda: Yogur griego con arándanos

Día 6:

*Desayuno: Budín de semillas de chía con leche de almendras sin azúcar y frambuesas
* Almuerzo: Pechuga de pollo rellena de espinacas y queso feta.

* Cena: Camarones a la parrilla con guarnición de col rizada salteada
* Merienda: Huevos duros
Día 7:
* Desayuno: Tortilla de verduras con pimientos y cebolla
* Almuerzo: Ensalada de quinoa con vegetales asados y vinagreta (porción controlada)
*Cena: Pechuga de pavo al horno con espárragos y salsa (porciones controladas)
* Merienda: Gelatina sin azúcar con nata montada

Semana 4: Plan de alimentación vegetariana

Día 1:
* Desayuno: yogur griego con miel y frutos rojos
* Almuerzo: Champiñones rellenos de espinacas y queso feta.
*Cena: Chile vegetariano con aguacate y arroz integral.
* Merienda: Palitos de zanahoria con hummus
Dia 2:
*Desayuno: Avena con plátanos laminados y mantequilla de almendras
* Almuerzo: Ensalada Caprese con tomate, mozzarella y albahaca
* Cena: berenjena a la parmesana con ensalada
*Merienda: Yogur griego con pepino y eneldo
Día 3:

*Desayuno: Huevos revueltos con espinacas y tomates
*Almuerzo: Salteado de garbanzos y verduras con quinoa
* Cena: risotto de calabaza y salvia
* Merienda: Mezcla de frutos secos y frutos secos.

Día 4:

* Desayuno: Batido de espinacas, plátano, leche de almendras y proteína en polvo
* Almuerzo: wrap estilo mediterráneo con hummus, verduras asadas y queso feta
* Cena: Curry de lentejas y verduras con arroz integral
* Merienda: Manzanas en rodajas con mantequilla de maní

Dia 5:

* Desayuno: parfait de yogur griego con granola y frutos rojos
* Almuerzo: Quesadillas de espinacas y champiñones.
* Cena: Espaguetis con salsa marinara y guarnición de pan de ajo
* Merienda: Requesón con piña

Día 6:

* Desayuno: Tortilla de verduras con pimientos, cebolla y queso.
* Almuerzo: Ensalada de quinoa con verduras asadas y vinagreta balsámica
*Cena: Hamburguesas de champiñones Portobello con batatas fritas

* Merienda: Palitos de apio con mantequilla de almendras

Día 7:

* Desayuno: pudín de semillas de chía con leche de almendras y frutos rojos durante la noche

* Almuerzo: Panini de tomate y mozzarella con ensalada

*Cena: Pad Thai vegetariano con tofu y maní

* Merienda: Pepinos en rodajas con salsa tzatziki

Semana 5: Plan de alimentación vegano

Día 1:

*Desayuno: Batido vegano con leche de almendras, espinacas, plátano y semillas de chía

* Almuerzo: Ensalada de garbanzos con lechugas mixtas, pepinos y aderezo de tahini

* Cena: Salteado vegano con tofu, brócoli y anacardos

* Merienda: Pimientos morrones en rodajas con hummus

Dia 2:

* Desayuno: Avena con mantequilla de almendras y frutos rojos

* Almuerzo: Wrap vegano con verduras asadas, aguacate y mayonesa vegana

*Cena: Chili vegano con frijoles y maíz

*Merienda: Yogurt vegano con granola

Día 3:

*Desayuno: Tortitas veganas con sirope de arce

* Almuerzo: Sopa de lentejas vegana con guarnición de pan integral.

*Cena: Espaguetis veganos con salsa marinara y levadura nutricional
* Merienda: Ensalada de frutas mixtas

Día 4:

*Desayuno: Revuelto de tofu vegano con espinacas y tomates
* Almuerzo: Ensalada vegana de frijoles negros y quinua con aderezo de lima y cilantro
*Cena: Curry vegano con garbanzos y arroz basmati
* Merienda: Palomitas veganas

Dia 5:

* Desayuno: Bowl de acai vegano con granola y hojuelas de coco.
* Almuerzo: Rollitos de sushi veganos de aguacate y pepino.
*Cena: Enchiladas veganas de camote y frijoles negros
* Merienda: Bolitas energéticas veganas

Día 6:

*Desayuno: Budín de semillas de chía con leche de almendras sin azúcar y fruta
*Almuerzo: Ensalada mediterránea vegana de quinoa con aceitunas y vinagreta de limón
*Cena: Salteado de verduras vegano con tofu y arroz integral
* Merienda: Mezcla de frutos secos veganos

Día 7:

* Desayuno: Tazón de batido vegano con leche de coco, frutos rojos y nueces.

* Almuerzo: Hummus vegano y wrap de verduras
*Cena: Pimientos rellenos veganos con quinua y frijoles negros
* Merienda: Barritas veganas de frutas y frutos secos

CAPÍTULO14: CONSEJOS PARA EL ÉXITO A LARGO PLAZO

Mantener la salud de la tiroides más allá del reinicio

La tiroides, una pequeña glándula ubicada en nuestro cuello, a menudo se pasa por alto, pero no se puede subestimar su importancia en nuestra salud general. Regula nuestro metabolismo, niveles de energía y más, lo que lo hace vital para mantener su salud más allá de cualquier reinicio inicial de la tiroides. A continuación, presentamos un vistazo más de cerca a cómo podemos garantizar que nuestra tiroides permanezca en condiciones óptimas mucho después de la fase de reinicio.

La dieta sigue siendo un eje del mantenimiento de la salud de la tiroides. Una dieta equilibrada y rica en nutrientes es primordial. Después del reinicio, debemos seguir incorporando alimentos ricos en yodo, selenio y zinc, minerales que son fundamentales para apoyar la producción de hormona tiroidea. Los mariscos, los lácteos, las nueces y las semillas son excelentes fuentes dietéticas. Sin embargo, la importancia de la dieta va más allá de los minerales. Las frutas, verduras y cereales integrales proporcionan vitaminas y fibra esenciales, que no sólo apoyan la función tiroidea sino que también mejoran la salud general.

La hidratación es otro factor que a menudo se subestima. Mantenerse adecuadamente hidratado es crucial para garantizar que la tiroides pueda producir y transportar hormonas de manera efectiva por todo el cuerpo. La ingesta constante de agua es más que una simple recomendación; es un requisito fundamental para mantener la salud de la tiroides.

Tampoco se puede descuidar la gestión del estrés. El estrés crónico puede alterar el delicado equilibrio de las hormonas tiroideas, lo que podría provocar desequilibrios y complicaciones de salud. Después del reinicio, incorporar técnicas de reducción del estrés como la meditación, el yoga o las prácticas de atención plena en nuestras rutinas diarias puede cambiar las reglas del juego para la salud de la tiroides.

La actividad física es un contribuyente vital para el mantenimiento de la salud de la tiroides. El ejercicio no sólo estimula el metabolismo sino que también aumenta el gasto energético y mejora el bienestar general. Lograr un equilibrio entre los ejercicios cardiovasculares y el entrenamiento de fuerza puede ser óptimo para mantener una tiroides saludable.

Un sueño de calidad es imprescindible. Los malos patrones de sueño pueden alterar el equilibrio hormonal y afectar negativamente la función tiroidea. Para apoyar tanto la salud de la tiroides como el bienestar general, priorice un sueño reparador y constante.

Como víctima de afecciones de la tiroides como hipotiroidismo o hipertiroidismo, el cumplimiento de la medicación es fundamental. Seguir los regímenes de medicación prescritos según las indicaciones de los proveedores de atención médica es esencial para mantener niveles estables de hormona tiroidea y la salud en general.

Por último, es indispensable un seguimiento periódico de la función tiroidea mediante análisis de sangre y controles médicos. Esta práctica permite la detección temprana de posibles problemas o desequilibrios, lo que permite realizar ajustes oportunos a los planes de tratamiento cuando sea necesario.

En conclusión, mantener la salud de la tiroides más allá del reinicio es un compromiso de por vida que implica un enfoque holístico del bienestar general. Abarca opciones dietéticas, manejo del estrés, actividad física, sueño y chequeos médicos periódicos. Al incorporar estas prácticas en nuestra vida diaria, podemos continuar apoyando las funciones vitales de nuestra tiroides, asegurando una salud y vitalidad duraderas.

Monitoreo de la función tiroidea

Monitorear la función tiroidea es esencial para personas con afecciones relacionadas con la tiroides, como hipotiroidismo o hipertiroidismo. Ayuda a garantizar que los niveles de hormona tiroidea estén dentro de un rango saludable y que se puedan realizar los ajustes necesarios en la medicación o el estilo de vida. Aquí hay una guía general sobre cómo monitorear la función tiroidea:

1. Pruebas periódicas de función tiroidea: La forma principal de controlar la función tiroidea es mediante análisis de sangre que miden los niveles de hormonas tiroideas y de la hormona estimulante de la tiroides (TSH). Las pruebas más comunes incluyen:

* TSH (hormona estimulante de la tiroides): los niveles altos de TSH pueden indicar hipotiroidismo, mientras que los niveles bajos de TSH pueden sugerir hipertiroidismo.

* T4 libre (Tiroxina): Mide el nivel de hormona tiroidea activa en el torrente sanguíneo.

* T3 libre (Triyodotironina): Mide otra hormona tiroidea activa. Los niveles de T3 suelen ser normales en el hipotiroidismo primario, pero pueden estar elevados en el hipertiroidismo.

2. Evaluación inicial: Si le han diagnosticado un trastorno de la tiroides, es probable que su médico realice una evaluación inicial y análisis de sangre para determinar el nivel inicial de su función tiroidea.

3. Seguimiento regular: La frecuencia de las visitas y pruebas de seguimiento dependerá de la gravedad de su afección y de la estabilidad de su función tiroidea. Por lo general, las visitas de seguimiento pueden realizarse cada 6 a 12 meses para condiciones estables de tiroides.

4. Ajustes de medicación: Si está tomando medicamentos de reemplazo de la hormona tiroidea (por ejemplo, levotiroxina para el hipotiroidismo), su médico puede ajustar la dosis según los resultados de sus análisis de sangre y sus síntomas. Esto es importante para mantener niveles óptimos de hormona tiroidea.

5. Monitoreo de síntomas: Preste atención a cualquier síntoma relacionado con su condición de tiroides, como fatiga, cambios de peso, cambios de humor o cambios en el ritmo cardíaco. Informe estos síntomas a su proveedor de atención médica durante las visitas de seguimiento.

6. Pruebas especializadas: En algunos casos, su médico puede recomendar pruebas adicionales, como pruebas de anticuerpos tiroideos (p. ej., anticuerpos anti-TPO), ecografía tiroidea o exploraciones tiroideas, para evaluar la causa subyacente de la disfunción tiroidea o la presencia de nódulos tiroideos.

7. Consideraciones sobre el estilo de vida: Mantenga un estilo de vida saludable que apoye la función tiroidea. Esto incluye llevar una dieta equilibrada, controlar el estrés, hacer ejercicio con regularidad y evitar el consumo excesivo de yodo (para personas con trastornos de la tiroides relacionados con el yodo).

8. Embarazo y función tiroidea: Si está embarazada o planea quedar embarazada, es fundamental controlar su función tiroidea con regularidad. El embarazo puede afectar los niveles de hormona tiroidea y los trastornos de la tiroides pueden afectar la salud tanto de la madre como del bebé en desarrollo.

9. Consulta con un Endocrinólogo: Si tiene una afección tiroidea compleja o grave, considere consultar con un endocrinólogo, un especialista en trastornos hormonales. Pueden brindarle orientación experta y adaptar su plan de tratamiento.

10. Educación del paciente: Infórmese sobre su condición de tiroides, las opciones de tratamiento y los posibles efectos secundarios de los medicamentos. Ser un paciente informado puede ayudarle a participar activamente en el control de la salud de su tiroides.

Recuerde que los trastornos de la tiroides pueden variar mucho de persona a persona, por lo que la atención y el seguimiento individualizados son fundamentales. Siga siempre las indicaciones de su proveedor de atención médica y asista a las citas de seguimiento programadas para garantizar una salud óptima de la tiroides.

Mantenerse motivado y consistente

Mantener un estilo de vida saludable, ya sea relacionado con la salud de la tiroides o cualquier otro aspecto del bienestar, a menudo depende de dos elementos cruciales: motivación y constancia. Estos factores pueden marcar la diferencia entre lograr el éxito a largo plazo y desviarse del camino. A continuación le mostramos cómo mantenerse motivado y constante en su viaje hacia la salud:

1. Establezca objetivos claros: Empiece por definir sus objetivos. Ya sea lograr un objetivo específico relacionado con la tiroides o adoptar un estilo de vida más saludable en general, tener objetivos claros y bien definidos proporciona una sensación de propósito.

Desglose: Las metas grandes pueden resultar abrumadoras. Divídalos en pasos más pequeños y manejables. Celebre cada logro a lo largo del camino para mantener la motivación.

2. Encuentra tu por qué: Comprenda por qué desea realizar estos cambios. Tu "por qué" sirve como un poderoso motivador. Podría ser una mejor salud, un aumento de energía o sentirse mejor en general.

3. Crea una rutina: La coherencia a menudo surge de la rutina. Establezca un horario que incorpore sus actividades relacionadas con la salud, ya sea planificación de comidas, ejercicio o toma de medicamentos.

4. Utilice seguimiento y recordatorios: considere usar aplicaciones o diarios para realizar un seguimiento de su progreso. Configure recordatorios de tareas o citas relacionadas con sus objetivos de salud.

5. Busque apoyo: No lo hagas solo. Comparta sus objetivos con amigos o familiares que puedan ofrecerle aliento y responsabilidad. Considere unirse a grupos de apoyo o buscar un compañero de ejercicio.

6. Manténgase informado: El conocimiento empodera. Infórmese continuamente sobre su condición de tiroides y su salud en general. Comprender el impacto de sus elecciones puede motivar una mejor toma de decisiones.

7. Recompénsese: Celebra tus logros, por pequeños que sean. Las recompensas sirven como refuerzo positivo y pueden ayudarle a mantenerse motivado.

8. Adáptese y sea flexible: La vida es impredecible y pueden ocurrir contratiempos. En lugar de desanimarte, adáptate a los cambios y sigue avanzando. La coherencia no significa perfección.

9. Visualice el éxito: Utilice el poder de la visualización para imaginarse logrando sus objetivos. Esta práctica mental puede aumentar la motivación y crear una mentalidad positiva.

10. Sea paciente: El cambio lleva tiempo. No se desanime por el lento progreso o los reveses temporales. Tenga en cuenta sus objetivos a largo plazo y sea paciente.

11. Practica la autocompasión: Ser amable con usted mismo. El diálogo interno negativo puede erosionar la motivación. En lugar de ello, practica la autocompasión y trátate a ti mismo con comprensión y perdón.

12. Mézclalo: La variedad puede prevenir el aburrimiento y mantener el interés. Explora diferentes ejercicios, recetas o rutinas de bienestar para mantenerte fresco.

13. Monitorear el progreso: Revise periódicamente su progreso y ajuste sus estrategias si es necesario. A veces, un cambio de enfoque puede reavivar la motivación.

14. Recordatorios visuales: Mantenga recordatorios visuales de sus objetivos en lugares destacados. Puede ser un tablero de visión, citas inspiradoras o fotografías que representen sus aspiraciones.

Incorporar ejercicio y manejo del estrés.

Mantener la salud de la tiroides y el bienestar general a menudo implica incorporar ejercicio y un manejo eficaz del estrés en su rutina diaria. Estos dos factores están interconectados y desempeñan papeles fundamentales para mantener una tiroides saludable y reducir el riesgo de problemas relacionados con la tiroides. A continuación le mostramos cómo integrar eficazmente el ejercicio y el manejo del estrés en su vida:

Ejercicio:

***Elija actividades que disfrute**: La clave para un ejercicio constante es encontrar actividades que realmente disfrute. Ya sea caminar, andar en bicicleta, bailar o nadar, seleccione actividades que le hagan desear estar activo.

***Comience lentamente**: Si eres nuevo en el ejercicio o regresas después de un descanso, comienza lentamente y aumenta gradualmente la intensidad y duración de tus entrenamientos. Esto previene el agotamiento y reduce el riesgo de lesiones.

***Establecer metas realistas**: Establezca objetivos de fitness alcanzables. Estos pueden ser tan simples como caminar una cierta cantidad de pasos por día, aumentar su actividad física diaria o apuntar a un nivel específico de condición física.

***Mezclar**: La variedad mantiene las cosas interesantes. Combine ejercicios aeróbicos (por ejemplo, cardio) con entrenamiento de fuerza y ejercicios de flexibilidad para lograr una rutina de ejercicios completa.

***Programarla**: Trate el ejercicio como una cita esencial. Reserve tiempo en su calendario para entrenamientos regulares para garantizar la coherencia.

***Trabajar con un entrenador:** Si no está seguro de por dónde empezar o necesita motivación, considere trabajar con un preparador físico. Pueden crear planes de entrenamiento personalizados y brindar orientación.

***Amigo arriba**: Encuentre un compañero de entrenamiento o únase a clases grupales de fitness. Hacer ejercicio con otras personas puede generar responsabilidad y hacer que la experiencia sea más placentera.

Manejo del estrés:

*Practica la atención plena: Incorpora técnicas de mindfulness a tu rutina diaria. La meditación, los ejercicios de respiración profunda y la relajación muscular progresiva pueden ayudar a reducir el estrés.

*Establezca expectativas realistas: Maneje el estrés estableciendo expectativas realistas para usted mismo. Evita sobrecargar tu agenda con compromisos excesivos y prioriza el autocuidado.

*Establecer límites: Aprenda a decir no cuando sea necesario. Establecer límites tanto en la vida personal como profesional puede reducir el estrés y prevenir el agotamiento.

*Gestión del tiempo: Administre eficientemente su tiempo creando listas de tareas pendientes y priorizando tareas. Esto ayuda a prevenir prisas de último momento y reduce los niveles de estrés.

*Participar en actividades relajantes: Dedica tiempo a pasatiempos y actividades que te brinden alegría y relajación, ya sea leer, pintar o pasar tiempo en la naturaleza.

*Mantente conectado: Mantener una sólida red de apoyo. Comparta sus sentimientos e inquietudes con amigos y seres queridos, ya que las conexiones sociales pueden aliviar el estrés.

Busque ayuda profesional: Si el estrés se vuelve abrumador, no dude en buscar el apoyo de un terapeuta o consejero. La orientación profesional puede proporcionar valiosas estrategias de afrontamiento.

Actividad física: El ejercicio en sí es un eficaz reductor del estrés. La actividad física regular libera endorfinas, que mejoran el estado de ánimo y reducen el estrés de forma natural.

Recuerde, tanto el ejercicio como el manejo del estrés son procesos continuos. Es esencial convertirlos en una parte constante de su estilo de vida para respaldar la salud de la tiroides y el bienestar general. Al encontrar formas divertidas de mantenerse activo y controlar el estrés de manera efectiva, puede mejorar su calidad de vida y mantener una tiroides saludable.

Ejercicio recomendado para el plan de restablecimiento de la tiroides

Una dieta para restablecer la tiroides se centra en apoyar la salud de la tiroides a través de la nutrición, pero el ejercicio también es un componente valioso del bienestar general. Si bien es posible que no existan ejercicios específicos para "restablecer la tiroides", incorporar una rutina de ejercicios equilibrada puede contribuir al bienestar de la tiroides. Aquí hay una lista de ejercicios que pueden complementar un estilo de vida saludable para la tiroides:

1. Ejercicios cardiovasculares:

* Caminar a paso ligero: un ejercicio de bajo impacto que es suave para las articulaciones y se puede realizar casi en cualquier lugar.

* Ciclismo: una excelente manera de aumentar el ritmo cardíaco y al mismo tiempo cuidar las articulaciones.

* Natación: un ejercicio para todo el cuerpo que no daña las articulaciones y proporciona beneficios cardiovasculares.

* Correr o trotar: un ejercicio cardiovascular de mayor intensidad que puede ayudar a estimular el metabolismo.

2. Entrenamiento de fuerza:

* Levantamiento de pesas: desarrollar músculo magro puede estimular el metabolismo y mejorar la fuerza general.

* Ejercicios de peso corporal: incluya flexiones, sentadillas, estocadas y planchas para fortalecer los músculos sin equipo.

* Entrenamientos con bandas de resistencia: Proporcionan resistencia para fortalecer los músculos y mejorar la flexibilidad.

3. Flexibilidad y equilibrio:

* Yoga: Promueve la flexibilidad, el equilibrio y la relajación, por lo que es una excelente opción para el manejo del estrés.

* Pilates: se centra en la fuerza central, la flexibilidad y la mejora de la postura.

4. Entrenamiento en intervalos de alta intensidad (HIIT):

* Ráfagas cortas de ejercicio intenso: los entrenamientos HIIT implican alternar entre ráfagas cortas de ejercicio de alta intensidad y breves períodos de descanso, lo que puede ahorrar tiempo y ser eficaz para quemar calorías.

5. Danza Aeróbica o Zumba:

* Bailar no sólo es divertido sino también un excelente ejercicio cardiovascular.

6. Opciones de bajo impacto:

* Entrenador elíptico: Proporciona una alternativa de bajo impacto a correr o trotar.

* Tai Chi: Un ejercicio de bajo impacto que se centra en el equilibrio, la flexibilidad y la relajación.

7. Entrenamiento en circuito:

* Combina entrenamiento de fuerza y ejercicios cardiovasculares en una rutina estructurada.

8. Actividades al aire libre:

* Caminar, andar en kayak o practicar deportes como tenis o golf pueden ser formas agradables de mantenerse activo.

9. Prácticas de reducción del estrés:

* Si bien no son ejercicios tradicionales, actividades como la meditación, los ejercicios de respiración profunda y la relajación muscular progresiva pueden contribuir al manejo del estrés, que es vital para la salud de la tiroides.

APÉNDICE

1. Glándula tiroides: Glándula con forma de mariposa ubicada en el cuello que produce hormonas (T3 y T4) cruciales para regular el metabolismo y otras funciones corporales.

2. Hormona estimulante de la tiroides (TSH): Producida por la glándula pituitaria, la TSH estimula la glándula tiroides para que libere las hormonas T3 y T4.

3. Hipotiroidismo: una afección en la que la glándula tiroides no produce suficientes hormonas, lo que provoca síntomas como fatiga, aumento de peso e intolerancia al frío.

4. Hipertiroidismo: Producción excesiva de hormonas tiroideas, que provoca síntomas como pérdida de peso, taquicardia e intolerancia al calor.

5. bocio: Agrandamiento de la glándula tiroides, a menudo debido a deficiencia de yodo o trastornos de la tiroides.

6. Tiroiditis autoinmune: Una afección autoinmune en la que el sistema inmunológico del cuerpo ataca la glándula tiroides, provocando inflamación y potencialmente provocando hipotiroidismo (p. ej., tiroiditis de Hashimoto).

7. Enfermedad de Graves: Un trastorno autoinmune que conduce al hipertiroidismo, a menudo caracterizado por ojos saltones (exoftalmos) y otros síntomas.

8. Nódulo tiroideo: Un bulto o crecimiento en la glándula tiroides, que puede ser benigno (no canceroso) o maligno (canceroso).

9. Tiroidectomía: Extirpación quirúrgica de toda o parte de la glándula tiroides, generalmente realizada para tratar el cáncer de tiroides o trastornos graves de la tiroides.

10. Deficiencia de yodo: Falta de yodo en la dieta, lo que provoca disfunción tiroidea y, potencialmente, bocio.

11. Conversión de T4 a T3: El proceso mediante el cual el cuerpo convierte la hormona T4 menos activa en la hormona T3 más activa.

12. Prueba de absorción de T3: Un análisis de sangre que mide las proteínas que se unen a la T3 y proporciona información sobre la función tiroidea.

13. Prueba total T4: Un análisis de sangre que mide los niveles totales de T4, incluidas las formas unidas y libres.

14. Prueba gratuita T4: Un análisis de sangre que mide los niveles de T4 libre (libre), que es biológicamente más activa.

15. TRH (hormona liberadora de tirotropina): Hormona producida por el hipotálamo que estimula la liberación de TSH de la glándula pituitaria.

16. Anticuerpos antitiroideos: Autoanticuerpos que se dirigen a la glándula tiroides, a menudo asociados con trastornos tiroideos autoinmunes como la tiroiditis de Hashimoto.

17. Anticuerpos del receptor de TSH: Autoanticuerpos que estimulan la glándula tiroides, asociados con la enfermedad de Graves.

18. eutiroideo: Estado en el que los niveles de hormona tiroidea están dentro del rango normal, lo que indica una función tiroidea normal.

19. Prueba de absorción de yodo radiactivo: Prueba de diagnóstico que mide la capacidad de la tiroides para absorber yodo radiactivo y que a menudo se utiliza para evaluar la función tiroidea y diagnosticar trastornos de la tiroides.

20. Tormenta tiroidea: Una afección potencialmente mortal resultante del hipertiroidismo grave, caracterizada por síntomas extremos como fiebre alta y taquicardia.

21. Prueba de absorción de resina T3: una prueba de función tiroidea más antigua que mide las proteínas que se unen a la T3 y proporciona información sobre los niveles de hormona tiroidea.

22. Hormonas (T3 y T4): Las hormonas tiroideas triyodotironina (T3) y tiroxina (T4) controlan los procesos metabólicos, incluida la producción y utilización de energía.

Este glosario proporciona una comprensión básica de los términos relacionados con la tiroides. Si tiene una afección de la tiroides o le preocupa la salud de la tiroides, es esencial consultar con un proveedor de atención médica para una evaluación integral y orientación personalizada.

Tablas de conversión y consejos de cocina.

Tablas de conversión:
Conversiones de volumen:
* 1 taza = 16 cucharadas
* 1 cucharada = 3 cucharaditas
* 1 onza líquida = 2 cucharadas
* 1 pinta = 2 tazas
* 1 cuarto = 4 tazas
* 1 galón = 128 onzas líquidas

Conversiones de peso:
* 1 libra (lb) = 16 onzas (oz)
* 1 onza (oz) = 28,35 gramos (g)
* 1 kilogramo (kg) = 2,205 libras (lb)

Conversiones de temperatura:
* 350°F = 180°C
* 212°F = 100°C (punto de ebullición del agua)
* 32°F = 0°C (punto de congelación del agua)

Consejos de cocina:
Planificación de comidas:
* Planifica tus comidas con antelación para asegurar una dieta equilibrada y minimizar el desperdicio de alimentos.

* Cree una lista de compras semanal basada en su plan de alimentación para agilizar las compras.

Habilidades con el cuchillo:

* Invierta en un cuchillo de chef afilado y aprenda habilidades básicas con el cuchillo para preparar alimentos de forma segura y eficiente.

* Utilice una tabla de cortar con superficie antideslizante para evitar accidentes.

Almacenamiento de alimentos:

* Guarde los productos secos como harina, arroz y pasta en recipientes herméticos para mantener su frescura.

* Etiquete y feche las sobras y los artículos congelados para realizar un seguimiento de su vida útil.

Hierbas y especias:

* Guarde las hierbas y especias secas en un lugar fresco y oscuro para conservar su sabor.

* Las hierbas frescas se pueden conservar en el frigorífico con los tallos en un vaso de agua y cubiertas con una bolsa plástica.

Ingredientes para medir:

* Utilice tazas medidoras secas para ingredientes secos (p. ej., harina, azúcar) y tazas medidoras de líquidos para líquidos (p. ej., leche, aceite).

* Nivele los ingredientes secos en tazas medidoras con un borde plano para mayor precisión.

Técnicas de cocina:

* Saltear: Caliente aceite o mantequilla en una sartén y cocine los ingredientes rápidamente a fuego alto mientras revuelve.

* Asado: Cocine los alimentos en el horno a altas temperaturas para obtener un exterior crujiente y un interior tierno.

* Estofado: Cocine carnes o verduras a fuego lento en un líquido (a menudo con tapa) para obtener resultados tiernos.

Seguridad alimenticia:

* Lavarse bien las manos antes de manipular alimentos.

* Utilice un termómetro para alimentos para asegurarse de que la carne y las aves estén cocidas a temperaturas internas seguras.

* Evite la contaminación cruzada utilizando tablas de cortar separadas para la carne cruda y otros ingredientes.

Sustituciones:

* Si le falta un ingrediente, busque sustitutos adecuados en línea o en libros de cocina.

* Las sustituciones comunes incluyen usar yogur en lugar de crema agria o puré de manzana en lugar de azúcar al hornear.

Pruebe y ajuste:

* Pruebe sus platos mientras cocina y ajuste los condimentos a su preferencia.

* Tenga a mano sal, pimienta y otros condimentos favoritos para realizar ajustes rápidos.

Limpiar:

* Limpie sobre la marcha para facilitar la limpieza posterior a la cocción.

* Remojar ollas y sartenes con residuos rebeldes para facilitar la limpieza.

Estas tablas de conversión y consejos de cocina pueden ser invaluables en sus esfuerzos culinarios, ya sea que esté siguiendo recetas saludables para la tiroides o experimentando con sus propias creaciones. ¡Feliz cocina!

CONCLUSIÓN

En conclusión, apoyar y mantener la salud de la tiroides es un viaje multifacético que implica nutrición, ejercicio, manejo del estrés y seguimiento regular. El libro de cocina de la dieta para restablecer la tiroides proporciona un recurso integral para ayudar a las personas a hacerse cargo de la salud de su tiroides mientras disfrutan de comidas deliciosas y nutritivas.

Desde batidos llenos de nutrientes hasta muffins que estimulan la tiroides, ensaladas sabrosas hasta recetas a base de plantas llenas de proteínas y delicias indulgentes con moderación hasta platos de celebración que priorizan la salud, este libro de cocina cubre una amplia gama de opciones culinarias. También ofrece orientación sobre cómo controlar la función tiroidea y mantener un estilo de vida saludable para la tiroides más allá del reinicio.

Recuerde que la salud de la tiroides es un compromiso de por vida y la constancia es clave. Al incorporar los principios descritos en este libro de cocina, junto con el compromiso de hacer ejercicio regularmente, controlar el estrés y llevar un estilo de vida equilibrado, las personas pueden optimizar la salud de su tiroides, mejorar su bienestar general y saborear los placeres de una vida diversa y respetuosa con la tiroides. dieta.

Aliento para que los lectores se hagan cargo de la salud de su tiroides

Querido lector,

Su salud es su bien más preciado y su tiroides juega un papel fundamental en su bienestar. No subestimes el increíble poder que tienes para influir positivamente en la salud de tu tiroides. Usted puede hacerse cargo y he aquí por qué debería hacerlo:

Mereces prosperar: La vida está destinada a ser vivida al máximo. Tomar el control de la salud de su tiroides significa que podrá disfrutar de más energía, vitalidad y una perspectiva más brillante de la vida.

Pequeños pasos, gran impacto: Recuerde que incluso pequeños cambios en su dieta y estilo de vida pueden marcar una diferencia significativa en cómo se siente. Cada paso que dé hacia una mejor salud de la tiroides es un paso hacia un futuro mejor.

El conocimiento es empoderamiento: Al aprender sobre su tiroides y cómo funciona, podrá tomar decisiones informadas que apoyen su bienestar. El conocimiento es una herramienta potente.

Calidad de vida: Una tiroides sana se traduce en una mejor calidad de vida. Significa más energía para perseguir tus pasiones, pasar tiempo con tus seres queridos y saborear las alegrías de la vida cotidiana.

No estás solo: Muchas personas enfrentan problemas de tiroides y existe una gran cantidad de recursos, incluido este libro de cocina, para ayudarlo en su viaje. Usted es parte de una comunidad de personas que luchan por mejorar su salud.

Tu cuerpo, tu responsabilidad: En última instancia, tu cuerpo es tu responsabilidad. Hacerse cargo de la salud de su tiroides es un acto de cuidado personal y amor propio que lo beneficiará en los años venideros.

Lo vales: Eres intrínsecamente valioso y tu salud es importante. Dar prioridad a la salud de su tiroides es una forma de afirmar su valor y tomar medidas para garantizar un futuro más saludable y feliz.

Entonces, querido lector, emprenda el viaje hacia una mejor salud de la tiroides con determinación y entusiasmo. Utilice el conocimiento, las recetas y los consejos de este libro de cocina como punto de partida. Da esos primeros pasos y, con tiempo y dedicación, descubrirás el profundo impacto que puedes tener en la salud de tu tiroides y, en consecuencia, en tu bienestar general. Tienes el poder de hacerte cargo y prosperar.

Con calidez y aliento,

[Melissa Hayes]

Reconocimiento y agradecimiento

Nos gustaría expresar nuestro más sincero agradecimiento a todos los que contribuyeron a la creación de este libro de cocina sobre la dieta para restablecer la tiroides. Con inmenso agradecimiento reconocemos los esfuerzos y la experiencia que hicieron posible este libro de cocina.

En primer lugar, agradecemos a los dedicados profesionales y expertos de la salud que generosamente compartieron sus conocimientos y perspectivas sobre la salud de la tiroides. Su experiencia ha sido invaluable para guiar a nuestros lectores hacia un mejor bienestar.

A los diligentes desarrolladores de recetas y chefs que elaboraron las recetas deliciosas y respetuosas con la tiroides que aparecen en este libro de cocina, ofrecemos nuestro más sincero agradecimiento. Su creatividad y habilidades culinarias han transformado ingredientes nutritivos en platos deliciosos que hacen que apoyar la salud de la tiroides sea un placer.

También estamos profundamente agradecidos por las contribuciones de los nutricionistas y dietistas que aseguraron el valor nutricional y el equilibrio de cada receta. Su compromiso con una alimentación saludable se refleja en cada página de este libro de cocina.

Nuestro agradecimiento se extiende a todo el equipo detrás de escena (editores, diseñadores e investigadores) que trabajó incansablemente para darle vida a este libro de cocina. Vuestra dedicación a la excelencia ha hecho realidad este proyecto.

Por último, pero no menos importante, expresamos nuestro profundo agradecimiento a nuestros lectores. Su compromiso con su propia salud y bienestar es lo que nos impulsa a crear recursos valiosos como este libro de cocina. Esperamos que le sirva como guía útil en su viaje hacia una mejor salud de la tiroides.

Juntos celebramos el espíritu de colaboración, el intercambio de conocimientos y un compromiso compartido con la salud. Gracias por ser parte de este proyecto y esperamos apoyar sus objetivos de salud de la tiroides en los años venideros.

Y no dude en compartir su opinión y reseña de este libro.

Con gratitud,

[Melissa Hayes]

www.ingramcontent.com/pod-product-compliance
Lightning Source LLC
Chambersburg PA
CBHW070113260726
48658CB00001B/95